精神
心理
健康
系列
丛书
Mental
Health

提升青少年自尊、沟通和应对技能的150个活动

Therapy Games for Teens

150 Activities to Improve Self-Esteem, Communication, and Coping Skills

[美] 凯文·格鲁泽夫斯基　著
（Kevin Gruzewski）

刘　茜　译

刘忠纯　主审

U0249838

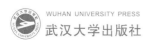

WUHAN UNIVERSITY PRESS
武汉大学出版社

图书在版编目 (CIP) 数据

提升青少年自尊、沟通和应对技能的 150 个活动/(美)凯文·格鲁泽夫斯基
(Kevin Gruzewski) 著;刘茜译.—武汉:武汉大学出版社,2021.11
精神心理健康系列丛书
ISBN 978-7-307-22716-3

Ⅰ.提⋯　Ⅱ.①凯⋯　②刘⋯　Ⅲ.青少年—精神疗法　Ⅳ.R749.055

中国版本图书馆 CIP 数据核字(2021)第 226425 号

责任编辑:胡　艳　　责任校对:汪欣怡　　版式设计:马　佳

出版发行:武汉大学出版社　　(430072　武昌　珞珈山)
　　　　　(电子邮箱:cbs22@ whu.edu.cn　网址:www.wdp.com.cn)
印刷:湖北恒泰印务有限公司
开本:720×1000　1/16　印张:12.25　字数:201 千字　插页:1
版次:2021 年 11 月第 1 版　　2021 年 11 月第 1 次印刷
ISBN 978-7-307-22716-3　　定价:40.00 元

致 谢

感谢我的家人 BethAnn、Rivers 和 Emry，感谢他们的支持。感谢那些每天通过娱乐治疗帮助和疗愈他人的专业人士。

译 者 序

历经四个月的努力，《提升青少年自尊、沟通和应对技能的 150 个活动》这本译著终于跟大家见面了。自博士阶段起，我便开始关注青少年癌症患者的心理社会康复。青少年时期是儿童向成人阶段过渡的关键时期，该年龄段的癌症患者不仅生存率远低于儿童和成年癌症患者，还要面对这一关键成长阶段的众多挑战，如实现独立自主、形成个人价值观、应对学业压力、建立社交网络和亲密关系，等等。因此，亟需对他们开展科学有效的干预，帮助他们积极调适，在逆境中成长。实际上，不仅仅是青少年癌症患者，放眼整个青少年群体，他们的精神心理问题都迫切需要全社会的关注。据中国青少年研究中心和共青团中央国际联络部曾发布的《中国青年发展报告》显示，我国约有 3000 万名 18 岁以下儿童和青少年面临不同程度的情绪和行为问题的困扰。

本是少年不识愁滋味的年纪，青少年怎么就和焦虑、抑郁、愤怒、创伤甚至自伤自杀等联系在一起了呢？青少年的心理健康问题通常由多因素引起，如家庭环境、学业压力、霸凌等，若不及时干预，将会对他们的成长产生深远的影响。著名心理学家阿尔弗雷德·阿德勒有句名言："幸运的人一生都被童年治愈，不幸的人一生都在治愈童年。"如果孩子能在童年时期塑造健全的人格，培养强大的心理素质和抗压能力，成年后即使遇到挫折，也能从温暖的童年中汲取力量。2021 年 10 月 10 日是第 30 个世界精神卫生日，为了呼吁全社会关注儿童青少年心理健康，今年我国的宣教活动主题定为"青春之心灵，青春之少年"，号召政府部门、学校、医疗卫生机构、社区、社会等加强合作，帮助儿童青少年提升心理调适能力，协助家长树立科学的教育理念，帮助孩子正确认识和处理碰到的情绪问题。目前，市面上有很多关于青少年心理健康和养育的理论书籍，然而，这些理论并不能帮助青少年的父母、学校老师、社区和临床工作者付诸实践，他们在面对青少年的各种情绪和行为问题时，依然会不知所措。如何与孩子打交道？如何帮助孩子找到自我价值和社会认同？当我四处寻找有关青少年心理健康的实践资料时，我欣喜地发现了 Kevin Gruzewski 的这本畅销书。

Kevin Gruzewski 是一名注册娱乐治疗师，他基于自己近 20 年娱乐疗法的经验，撰写了这本专为青少年设计的治疗性活动手册。最让我惊叹的是，治疗性活动竟然可以如此简单有趣，且容易上手！全书针对青少年面临的常见挑战，如压力、焦虑、抑郁、愤怒、霸凌和哀伤等问题，以娱乐疗法为基础，设计了 150 个小活动。无论是用物准备还是活动步骤，都十分简洁清晰、切实可行，让青少年在寓教于乐的氛围中，放下防备，通过自我探索和创造性表达，培养自尊，提升沟通和应对技巧。每个活动包含 3 个模块，引导者基于"引导活动"模块实施娱乐活动，通过"讨论问题"模块引导青少年思考，启发他们将所学所感应用到自己的生活中，进而成长为自信和自知的人。"专业建议"模块能为引导者灵活调整活动提供灵感，以满足不同青少年的需求。

本书的翻译及出版获得了国家自然科学基金（项目批准号：82103025）、国家重点研发计划项目（项目批准号：2018YFC1314600）和中央高校基本科研业务费专项资金资助项目（项目批准号：2042021kf0045）的资助。

本书的翻译和校对工作由刘茜完成，期间得到了同事杨冰香、罗丹和王晓琴，家人章安然，以及学生夏琳、李欣怡、周思辰、柳露、舒丹和王利秀的帮助，他们对译稿提出了许多宝贵的建议，他们的深入校对对本书的最终成型给予了有力的支持。同时，感谢刘忠纯主任在推动本书翻译的过程中给予的支持。

感谢武汉大学出版社的编辑对于"精神心理健康系列丛书"的组织和协调，本书的出版离不开相关编辑的努力，感谢他们在编辑出版过程中的辛勤劳动。

由于译者水平有限，如有不对之处，恳请各位读者批评指正。

刘茜

武汉大学护理学院

写在第 30 个世界精神卫生日

目　　录

绪　论

首先，我要向治疗师同行、咨询师、临床医生、社会工作者和家长们问好！我是凯文·格鲁泽夫斯基（Kevin Gruzewski），作为一名注册娱乐疗法治疗师（CTRS），我有幸从事娱乐治疗近 20 年，并亲历了娱乐活动为人们（尤其是青少年）的转变带来的惊人潜力。

我的职业生涯始于一个为发育障碍的成人提供照护的社区。我很快就认识到，根据居民的需求来提供和改造活动非常重要。

当我的娱乐疗法职业生涯过半的时候，我换了一份工作。我来到一个为青春期男孩提供居家戒毒和精神卫生服务的机构，担任娱乐治疗师。在那里，我接触的许多青少年都来自芝加哥治安较混乱的地区，他们是帮派成员或少年犯。

起初，这样的工作变动给我带来了一些文化冲击。这群青少年不愿意接受治疗，只盼早日出院。为了适应这些青少年不同的背景和动机，我需要学习并不断地调适自己。这个过程并不总是美好的。很多时候，他们给我起了一些非常有趣的外号。幸运的是，采用娱乐的方式是与这些男孩打交道的最有效的方法之一。

◎为什么选择娱乐疗法？

美国国家娱乐治疗认证委员会（NCTRC）对娱乐疗法的定义是："娱乐疗法是一个系统的过程，它利用娱乐和其他基于活动的干预来解决患有疾病或残疾的个人的需求，从而促进身心健康、康复和幸福。"

娱乐疗法是通过了解我们的服务对象，发现他们的兴趣，并利用这些兴趣来满足他们各方面的需求。与其他大多数的治疗方式不同，娱乐治疗可以营造引人入胜的、寓教于乐的氛围。

娱乐疗法特别适合青少年，因为它可以利用青少年的技能和兴趣来解决困扰他们的事情。例如，让一个喜欢绘画的内向青少年有机会创作一件艺术品，让青少年以一种更舒适的方式来交流问题。

一个好的娱乐活动还可以消除防备，让青少年敞开心扉，接受新想法。一旦达到这样的效果，娱乐活动的学习体验可能会带来惊人的潜力，甚至会改变生活。在创造让青少年产生共鸣的活动方面，我积累了很多重要的经验。

我收获的最重要的经验是让青少年参与其中。找到对他们来说很重要的话题，让他们参与的活动不一定像是一次治疗。鼓励他们达到那种"心流状态"，即当一个活动提供了恰到好处的挑战时，他们会忘记时间和地点，并沉浸其中。为了吸引并保持青少年参与其中，我们需要怀揣耐心和热情，不断地实践，并看到青少年在困难时期所表现出来的优势。这并不容易，但当它成功时，一切都是值得的。

我想借此机会与读者分享我的知识和经验。即使在艰难的日子里，我也坚持认为与青少年打交道是非常有意义的。娱乐疗法常常有一种神奇的力量，让他们茅塞顿开，恍然大悟。

◎为什么选择这本书？

如果您和大多数与青少年一起工作的专业人士或养育他们的父母一样，每天都要处理各种任务，您可能希望能有更多时间来制订周密的活动计划。

此外，您可能预算紧张，根本没有资源花在那些您不确定是否可行的昂贵游戏或课程上。

本书让您有机会用最少的准备时间实施简单的小组活动和一对一活动。最重要的是，本书中的许多活动只需要用到易于找到的或您已经拥有的物品。

您会因为准备时间短暂、用物简单且廉价而牺牲活动质量吗？绝不！作为一名忙得不可开交的娱乐治疗师，我体会到，如果在开展活动时考虑到青少年的特定优势和需求，即使是简单的活动，也会对面临各种挑战的青少年产生深远的影响。

◎关于活动

这本书里包含的活动，有一些是我最喜欢的能引起青少年共鸣的活动。其他活动则基于实证改编，使之适用于当今的青少年。

青少年是独特的群体。他们的大脑在不断变化和成熟。在他们这个成长阶段，测试边界和挑战既定规范是常有的事。本书中的活动可以帮助青少年放下防备，让他们觉得更有控制力，而不是让他们认为一个不理解他们的治疗师或成年人仅仅在"讲道理"。这是一个一边享受乐趣、一边成长的机会。

如果回到那些我疯狂设计活动的日子，这正是一本我希望拥有的书。它富含实用的练习和活动，可以满足青少年的需求，并提供改变的起点。

◎如何使用这本书?

在本书中，您将学到针对小组和个人的各种活动。每个活动都以类似食谱的简单形式呈现。这些活动涵盖了很多领域，例如自我探索、创造性表达、团队建设、培养应对技巧、休闲教育等。

本书每一章的主题都是普遍影响青少年的话题，如自尊、哀伤和霸凌等。每个主题下有 15 个活动，分为 3 个级别。一般来说，级别细分如下：

级别 1：更好地了解某个主题；

级别 2：深入了解该主题及解决方法；

级别 3：培养应对技巧以帮助青少年在日常生活中茁壮成长。

虽然活动的分级能帮助您进一步了解每个主题，但您不必按顺序开展这些活动。每个接受治疗的青少年都有不同的技能。选用您认为最能引起青少年共鸣的活动，帮助他们理解和应对。由于青少年面临的许多问题都有重叠，因此您可以在任何一章中找到合适的活动。

我还针对每个活动给出了"专业建议"，为您灵活调整活动提供灵感，以适应青少年的需求。这些技巧是多年经验教训的积累，有助于您为青少年提供更有意义的治疗性活动。

◎讨论问题

活动后的反思环节和活动本身同等重要，甚至更重要。活动后的讨论带来的学习体验、见解和那些茅塞顿开的时刻，在活动结束很久后，依然能引起青少年的共鸣。

对于每个活动，我都提供了一些开放式的"讨论问题"，以帮助青少年正确地看待活动。请以这些问题为起点。随着讨论的深入，您可以添加自己的问题。我相信每个活动的讨论部分都是一个关键点，能够帮助青少年将他们在活动中的所学应用到日常生活中。

准备好开始了吗？我希望这本书成为您的宝贵资源，并成为您所服务的青少年的灵感来源。

第一章　正　念

　　正念是对当下时刻的一种有意识的觉察。然而，建立起这种觉察，说起来容易，做起来难。所幸，你可以用很多技巧来实践和传授正念，其中包括一些有趣的方法。

　　正念练习能让思绪平静下来，帮助我们意识到我们的想法、感受和感觉只是暂时经过我们而已，并不是我们的全部。青少年经常被同伴压力、家庭期望、学业、工作和自己的目标所左右，因此正念练习对他们尤其有帮助。

　　本章的活动分为三个级别。

　　级别1，认识正念：从简单的探索性活动开始，帮助青少年更好地意识到他们的想法、感受和情绪。

　　级别2，练习正念：使用有效的正念技巧来提高他们回到正念状态的能力。

　　级别3，将正念融入日常生活：帮助青少年将正念融入日常生活。

我感受到了什么？

注意身体的感觉   所需物品：无需物品。
级别 1
认识正念   持续时长：15 分钟。
认识正念   最佳人数：1~5 人。

◎引导活动

1. 讨论：注意身体的感觉是正念的重点之一。

2. 让青少年找一个舒适的地方坐几分钟，如果他们愿意的话，可以闭上眼睛。

3. 做几次深呼吸之后，让他们专注于自己的呼吸。

4. 让他们注意自己所有的感觉。告诉他们只是去注意这些感觉，不去评判或试图改变它们。

5. 温柔地引导，比如说："如果你注意到自己走神了，缓缓地把注意力带回到呼吸上。"

6. 3~5 分钟后，让青少年睁开眼睛，重新调整自己。

◎讨论问题

▲在正念练习时，你有什么感觉？

▲你觉得安静地坐几分钟是容易还是困难呢？为什么？

▲更多地觉察你身体的感觉对你有什么帮助？

◎专业建议

★静坐会让有些青少年感到不舒服。告诉他们可以睁开眼睛或休息一下。

★提醒他们这是一个不作评判的、安全的地方。

★安抚他们，无论他们的感觉如何，都是完全正常的。

胡思乱想

杂念怎样让注意力难以集中   所需物品：4~8个球或其他小物品。

级别1   持续时长：15分钟。

认识正念   最佳人数：3~8人。

◎引导活动

1. 让大家面对面围成一个小圈。

2. 把一个物品递给一个青少年，让他们尽快地把物品传递给右边的人。

3. 逐渐添加更多的物品进行传递。

4. 1~2分钟后，暂停活动。向青少年解释，这些物品代表心中的杂念，即日常在我们脑海中产生的对话。

5. 用所有小物品继续上述活动几分钟，然后让大家慢下来。

6. 向青少年解释，正念活动有助于减少杂念，更容易集中注意力。

7. 留出时间，让小组成员讨论他们的想法。

◎讨论问题

▲当大家快速传递所有的小物品时，你有什么感觉？

▲你脑中的杂念在何时变得特别难以控制？

▲什么样的活动可以帮助你减少杂念？

◎专业建议

★尝试使用各种物品代表青少年不同的关注点(比如，练习册)。

★如果有人在活动过程中感到沮丧，可以暂停活动，让他们深呼吸。让每个人说出他们此时此刻的感受。

★如果小组成员需要额外的挑战，让他们在传递物品的同时，大声说出他们生活中常见的想法。

我在哪儿感觉到它？

注意情绪是如何影响身体的

级别 1

认识正念

所需物品：纸、彩色铅笔、记号笔和白板。

持续时长：15~20 分钟。

最佳人数：1~6 人。

◎引导活动

1. 让青少年们画一个简单的身体轮廓。

2. 向他们解释，情绪会以不同的方式影响身体。例如，当某人生气时，他们可能会感受到自己拳头紧握或肩膀紧张。

3. 让他们集思广益，说出不同类型的情绪。把这些情绪写在白板上。

4. 让他们选择 4 种情绪，并为每种情绪指定 1 种颜色（例如，黄色代表幸福）。

5. 给他们 5~7 分钟来反思他们感受到这些情绪的时刻，并让他们在受影响的身体部位涂上颜色。

6. 给他们机会来分享和讨论自己的画作。

◎讨论问题

▲你身体的哪个部位受情绪影响最大？

▲什么情绪对你身体的影响最大？

▲觉察身体对情绪的反应，对你的日常生活有何帮助？

◎专业建议

★不要一次反思所有的情绪，你可以把反思时间分成若干段，每段专门针对一种情绪。

★如果他们难以觉察身体对情绪的反应，引导他们关注何时感受到所选择的情绪。

★提醒青少年，每个人的情绪都是不一样的，没有对错之分。

我脑子里在想什么?

利用安静的时刻来观察闪过的想法   所需物品：笔和纸。

级别 1   持续时长：15 分钟。

认识正念   最佳人数：1~4 人。

◎引导活动

1. 让青少年把一张纸分成 5 栏，分别标记为：计划、记忆、情绪、判断/观察、其他。

2. 向青少年解释，有时候，尤其是当我们试图冷静下来的时候，这些想法会出现并分散我们的注意力。

3. 讨论不同类型的想法，并让他们举例说明。

4. 让他们安静地坐 5 分钟，同时专注于自己的呼吸。当他们注意到一个想法出现时，让他们快速地查看纸上相应的栏目，然后放下这个想法。

5. 时不时地提醒他们关注自己的呼吸，并注意他们是否被各种想法分散了注意力。

6. 让他们分享自己的发现。

◎讨论问题

▲在这次活动中，你脑海里闪过次数最多的想法是哪些类型的?

▲什么想法最让人分心或难以释怀?

▲每天留出一些时间来关注你的想法会对你有所帮助吗? 为什么?

◎专业建议

★选择一个让人感到平静、安全、不会让人分心的环境。

★提醒青少年，这个活动只是呈现了当时发生的事情，想法没有对错之分。

★如果他们难以给自己的想法归类，那就让他们记下这些想法，以后再讨论。

我喜欢什么，不喜欢什么

观察不同情境下的情绪　　　　　所需物品：笔和纸。
级别 1　　　　　　　　　　　持续时长：10～15 分钟。
认识正念　　　　　　　　　　　最佳人数：1 人。

◎引导活动

1. 让青少年将纸张分成 4 栏，分别标记为：我非常不喜欢、我有点不喜欢、我有点喜欢、我真的喜欢。

2. 让他们在每个类别下写一个事件或情景。

3. 讨论：我们可以基于特定事件做出相应的情绪反应。如有必要，帮助青少年定义一些情绪。

4. 用 2 分钟时间，让青少年反思每个事件或情景，并写下脑海中出现的任何情绪或想法。

◎讨论问题

▲对于每个情景，你最强烈的感受是什么？

▲对于这些情景，你觉得哪些情绪最令人惊讶？

▲了解自己对事件通常的反应能在今后怎样帮助你？

◎专业建议

★如果青少年难以表达某一类情绪，让他们闭上眼睛，想象真实发生的事件。

★如果合适的话，表演一个事件或情景来帮助青少年更加深入地了解可能存在的情绪。

★如果青少年觉得难以为情绪命名，可向他们提供一份情绪清单的文字材料。

紧张和释放

通过肌肉的收缩和放松来到达放松的目的

级别 2

练习正念

所需物品：无需物品。

持续时长：10~15 分钟。

最佳人数：1~5 人。

◎引导活动

1. 向青少年解释，压力和情绪可能导致身体的不同部位紧张。让青少年举例说明何时会发生这种情况。

2. 让他们舒服地坐下或躺下，然后深呼吸几次，如果他们愿意，可以闭上眼睛。

3. 向他们解释：当引导者提到身体某个部位时，他们要尽可能地绷紧该部位，最长 5 秒钟。当引导者说"放松"时，他们就放松该部位。

4. 引导他们逐一收缩和放松身体的每个部位。

5. 当他们完成了整个身体的绷紧和放松后，这个练习就可以结束了。

6. 给他们一些时间安静地反思这段经历，然后进行讨论。

◎讨论问题

▲你身体的哪个部位最难放松？

▲当你感到压力过大或不知所措时，你觉得身体的哪个部位最紧张？

▲对你来说，何时适合使用这种放松技巧？

◎专业建议

★确保房间里的干扰降到最少。

★务必先暂停片刻，然后再继续下一个身体部位的绷紧和放松。

★如有必要，提供更多引导以提高参与度。例如："感觉你的肩膀绷紧了……继续收紧……再收紧一点……现在放松，并感受整个肩膀放松下来。"

4-4-4-4 呼吸法

使用正念呼吸感觉踏实和放松
级别 2
练习正念

所需物品：无需物品。
持续时长：10~15 分钟。
最佳人数：1~5 人。

◎引导活动

1. 讨论：在困难时期，正念呼吸怎样帮助你平静身心？询问青少年感到难以放松的时刻。

2. 让他们舒服地坐着，做几次深呼吸，可以闭上眼睛。

3. 引导他们进行正念呼吸练习。请他们吸气 4 秒，屏息 4 秒，呼气 4 秒，然后屏息 4 秒。

4. 持续这样的呼吸练习 4~5 分钟。

5. 给他们一些时间来重新调整呼吸。

◎讨论问题

▲在做这种放松训练期间和之后，你感觉如何？

▲你遇到了哪些干扰？

▲这种放松技术在哪些现实生活场景中有用？列举出 3 种。

◎专业建议

★让他们知道，在正念练习时分心是正常的。当觉察到分心时，就试着回到引导训练中。

★对于那些进行正念呼吸有困难的人，让他们在纸上画 1 个正方形，在练习中的每一步，都用手指去描绘正方形的一条边。

★如果他们进行较长时间的练习有困难，安抚他们，并让他们恢复正常呼吸，安静地坐着，直到小组练习结束。

这么多干扰！

减少干扰，以提高注意力　　　　所需物品：网球和勺子。
级别 2　　　　　　　　　　　持续时长：20 分钟。
练习正念　　　　　　　　　　　最佳人数：4~6 人。

◎引导活动

1. 让小组举例说明导致任务难以完成的心理干扰因素。

2. 让一名青少年在穿过房间的时候，手持勺子，并把网球放在勺子上保持平衡。

3. 同时，让其他人脱口而出地说出他们每天都有的想法。例如："我没有时间做作业。"

4. 在青少年第二次尝试运球之前，让他们先选择一句鼓励性的话语供其他人来念诵。例如："你做到了！"

5. 然后再让这个孩子用勺子运球穿过房间，其他孩子高呼鼓舞人心的话语，给他加油。

6. 小组中的其他人重复上述活动。

◎讨论问题

▲讨论两次尝试的感受有何不同。

▲描述一个你思绪万千而难以集中注意力的时刻。

▲学习使用正念来帮助你平静思绪，这给你带来了哪些好处？

◎专业建议

★在活动开始前集思广益，让青少年说出他们想要脱口而出的想法，并确保青少年提出的想法是合适的、尊重他人的。

★如果感觉活动太简单，可以增加难度，例如绕着椅子走。

★如果觉得活动太难，也可以降低难度，比如让青少年将网球放在手掌中。

培养感恩心态

欣赏生活中不同方面的积极因素

级别 2

练习正念

所需物品：纸、彩色铅笔或记号笔。

持续时长：15~20 分钟。

最佳人数：2~3 人。

◎引导活动

1. 请青少年定义"感恩"，并举例。

2. 指导他们画一棵至少有 5 个大树枝的树。

3. 在每个树枝上，让他们写下他们生活中的一个主要方面，如学校、家庭、朋友等。

4. 向青少年解释，培养感恩之心能如何改善他们的情绪，并让他们对生活有更多的感激之情。

5. 让他们在每个树枝上画 4 片叶子，在每片叶子上写一个词或短语来描述他们对生活的这一方面心存感激的原因。

6. 鼓励他们分享自己的画作。

◎讨论问题

▲你觉得为哪些叶子填写词汇最容易？

▲你生活中是否有哪些方面让你难以感恩？

▲这个活动如何改变你看待生活环境的方式？

◎专业提示

▲集思广益，为那些在填写树叶时遇到困难的青少年提供感恩的例子。

▲在讨论反思时，挑战一下青少年，让他们为每个树枝添加更多的叶子。

▲鼓励他们将自己的感恩树挂在他们每天都能看到的地方。

一次只留意一件事

通过日常活动体验正念　　　所需物品：胶带。

级别 2　　　　　　　　持续时长：10~15 分钟。

练习正念　　　　　　　　最佳人数：1~5 人。

前期准备：用胶带在房间里贴出一条步行路径。

◎引导活动

1. 讨论正念，即使像散步这样简单的活动也可以成为练习正念的机会。

2. 让青少年在路径上的某一个点排队。

3. 指导他们沿着路径走，将注意力集中在他们走的每一步。他们可以记步数，在心里默念"右脚，左脚"，或者专注于每只脚接触地板时的感觉。

4. 让他们在这条路上走 4~7 分钟。温柔地提醒他们，如果他们发现自己走神了，那就重新将注意力拉回到自己的脚步上。

5. 提供机会，让他们反思这次经历。

◎讨论问题

▲尝试正念行走时，你的感觉如何？

▲你多久需要将注意力重新集中到行走上？

▲还有哪些其他的简单活动可以帮助你练习正念？

◎专业建议

★根据小组的反应情况调整活动的持续时长。

★如果可能的话，可以使用更大的区域(甚至是室外)。

★提醒青少年，分心是正常的。如果他们注意到自己分心了，可以暂停片刻，深呼吸几次，然后重新开始活动。

天上的云

在困难时刻变得不那么被动　　　所需物品：无需物品。
级别3　　　　　　　　　　　　持续时长：15分钟。
将正念融入日常生活　　　　　　最佳人数：1~5人。
前期准备：准备一个空间，让青少年可以舒适地坐着，尽量减少干扰。

◎引导活动

1. 向青少年解释：及时觉察到想法、感觉和情绪的发生，能如何防止我们做出可能后悔的行为。

2. 让青少年深呼吸几次，坐下来，让他们在试图放空大脑的同时，想象一片深蓝色的天空。

3. 让他们将出现的所有想法、感觉或情绪想象成一朵浮云。当它飘过去时，他们可以将注意力重新集中在蓝天上。

4. 提醒他们，他们是蓝天，云朵只是穿过他们的某些东西而已。

5. 继续练习5~7分钟，轻轻提醒他们有关云的事情。

6. 让青少年的思绪重新回到房间，并开始讨论。

◎讨论问题

▲你多久遇到一次云从你的天空中掠过？

▲让想法或情绪飘过天空时，你有什么困难？

▲意识到你的想法和情绪只是暂时的乌云，你的视角发生了怎样的改变？

◎专业建议

★在练习的过程中减少一切不必要的干扰。

★如果有人感到不舒服，让他们停止练习，安静地坐着。

★如果您与同一个青少年或小组重复练习冥想，可逐渐增加冥想的持续时长。

退后一步

更冷静地对待难相处的人	所需物品：无需物品。
级别 3	持续时长：15~20 分钟。
将正念融入日常生活	最佳人数：2~6 人。

◎引导活动

1. 讨论：在与难相处的人打交道时，有意识的"暂停"有多大帮助？

2. 集思广益：可能会让青少年生气或不安的情景。

3. 选择一种情景。

4. 让一个青少年扮演难相处的人，让另一个青少年扮演试图冷静回应的人。

5. 让他们表演这个情景大约 1 分钟。

6. 停止表演，说："呼吸，退后一步。"

7. 让试图冷静回应的人使用以"我"开头的陈述（例如："我很沮丧，因为……"）来表达他们的感受。

8. 讨论处理这个情景的有效方法。

9. 在不同的情景下重复此项活动。

10. 讨论：正念练习如何让一个人冷静地做出反应？

◎讨论问题

▲描述一个难相处的人战胜你的经历。

▲在困难的情况下，你可以通过哪些方式快速"暂停"？

▲有哪些触发因素让你感到愤怒或不安？

◎专业建议

★确保青少年们在互动时保持尊重。

★密切关注情景，并在青少年明显感到不安之前迅速暂停活动。

★如果有人有创伤史，谨慎选择可能再次引起创伤的情景。

我一天的思维导图

了解我们每天的积极和消极想法　　所需物品：铅笔和纸。

级别3　　　　　　　　　　　　持续时长：15~20分钟。

将正念融入日常生活　　　　　　　最佳人数：1~6人。

◎引导活动

1. 让青少年花一两分钟安静地反思过去的几天。

2. 让他们在一张纸的不同地方，写下他们过去几天曾去过的一些地方。

3. 让他们圈出每个地方，并绘制从它分支出来的线。

4. 让他们在每条线的末尾，写下与该地点有关的想法和情感。

5. 让他们在每个想法旁边，打一个"+"或"-"来表示积极或消极的想法。

6. 让他们在感到舒服的情况下分享并讨论思维导图。

◎讨论问题

▲你的思维导图让你惊讶的是什么？

▲对于每个地方的想法或情绪，你有没有注意到反复出现的主题？

▲对于那些让你有消极想法的地方，如果你能更好地理解它们是如何影响你的，你会怎样更好地应对它们？

◎专业建议

★提供思维导图示例，让青少年更好地了解这项活动。

★如果时间允许，让他们对思维导图中列出的每个地方进行安静的反思(2~3分钟)。

★让青少年放心，他们想分享什么是完全由自己掌控的。

平静的瓶子

通过手工艺鼓励正念　　所需物品：罐子或水瓶、温自来水、至少3种颜色的
级别3　　　　　　　　　亮片、胶水、漏斗、食用色素和记号笔。
将正念融入日常生活　　持续时长：15~20分钟。
　　　　　　　　　　　最佳人数：1~5人。

◎引导活动

1. 指导青少年：
- 往瓶子里灌三分之一的胶水；
- 通过漏斗，往瓶中加入3种颜色的亮片，每种至少半茶匙；
- 用温水将瓶子灌满，盖上盖子，摇晃；
- 如果亮片掉落得太快，就多加点胶水，反之就多加些水；
- 如果需要，添加几滴食用色素；
- 用胶水密封盖子。

2. 讨论：亮片是如何代表思想和感受的？当你处于困境时，你可能会感到"动摇"，从而难以看透混杂的思想、感觉和情绪。

3. 让青少年在他们的瓶子上写下一句平静的话,例如："在我的掌控之中。"

4. 让他们想想最近遇到的一个问题，然后摇晃他们的瓶子。

5. 让他们深呼吸，平静地看着亮片沉淀下来。

◎讨论问题

▲描述一个你碰到麻烦而感到不知所措的经历。

▲哪些想法、感觉和冲动有时会让你难以清晰地思考？

▲如何使用"平静的瓶子"帮助你回到当下时刻？

◎专业建议

★使用质量更好的水瓶，让手工艺品更耐用。

★可以用甘油或洗洁精代替胶水，以减缓亮片下落的速度。

★如果青少年无法专注于其他正念活动，鼓励他们使用"平静的瓶子"。

慈心禅

向深爱的人和难相处的人表达同情和善意　　所需物品：无需物品。

级别3　　　　　　　　　　　　　　　　持续时长：15 分钟。

将正念融入日常生活　　　　　　　　　　　最佳人数：1~5 人。

◎引导活动

1. 定义"同情心"，并讨论对他人的同情心如何帮助青少年以不同的方式看待他人。

2. 让青少年以舒适的姿势坐下或躺下，做几次深呼吸。

3. 使用以下步骤引导他们：

·想象自己在一个舒适和快乐的地方。在心里对自己说："愿我快乐，愿我平安，愿我远离痛苦。"

·想象你喜欢的人走进这个地方。想象你正在向这个人表达自己的喜爱之情。在你心里，告诉这个人："愿你快乐，愿你安好，愿你远离痛苦。"想象这个人收到你的善意，并想象他们的反应。

·想象一个你觉得中立的人。重复上述步骤。

·想象一个你觉得难相处的人。重复这个过程。

4. 在讨论之前，花几分钟让他们重新调整一下。

◎讨论问题

▲你做完这个冥想后感觉如何？

▲想象以积极的方式影响某人，会如何影响你对那个人的看法？

◎专业建议

★在冥想期间，给予提示以帮助青少年想象。例如："房间是什么样的？"

★提醒青少年，无论他们想象或感觉到什么，都是当下最适合的。

第二章　自　尊

　　自尊是人的整体自我价值感，是指个人如何欣赏和感知自己。由于来自家庭、同伴，甚至镜子(自我)的压力，青少年几乎每天都在与自尊斗争。成长时期的负面事件，会严重影响青少年的自尊。

　　帮助青少年培养自尊，可以产生持久的积极影响。具有良好自尊的青少年会更加自信，更有韧性，参与危害行为(例如：物质滥用)的可能性更小。

　　本章中的活动分为三个级别。

　　级别1，了解自尊：帮助青少年更好地了解他们对自我的感知。

　　级别2，什么影响了自尊：帮助青少年理解导致消极或积极自尊的因素。

　　级别3，建立自尊：帮助青少年建立自尊，并培养成长型心态。

我喜爱的自己

仔细观察青少年的积极品质
级别 1
了解自尊

所需物品：纸、中性笔、记号笔或彩色笔。
持续时长：20 分钟。
最佳人数：2~6 人。

◎引导活动

1. 讨论：专注于积极品质如何帮助提升自尊？

2. 让组员列举积极的品质。

3. 给组员几分钟时间，让他们安静地思考自己的积极品质，并写在纸上。

4. 让组员从 1 到 10 排列自己最喜爱的品质。

5. 给组员 10 分钟左右的时间，让他们编写一个短视频的脚本或者做一张小海报来介绍自己的积极品质。

6. 让每个组员在组内展示自己的积极品质。

7. 讨论组员们的展示。

◎讨论问题

▲哪些是最常见的积极品质？

▲在这次活动中，让你最意外或者最感兴趣的积极品质是什么？

▲关注自身拥有的所有积极品质如何帮助你渡过困境？

◎专业建议

★当青少年集思广益列举他们的积极品质时，可以使用提示性语言激发他们的创意。比如："你怎样使你的家人为你感到骄傲？"

★害羞的青少年在展示自己时可能有些困难。鼓励他们创作并展示海报，向更加外向的同伴寻求帮助。

★如有需要，灵活地调整让青少年列举的积极品质的数量。

识别自我对话

关注自我对话的积极和消极信息
级别 1
了解自尊

所需物品：铅笔、小纸条(每人 10 张)、
3 个桶或者垃圾篓。
持续时长：10~15 分钟。
最佳人数：1~5 人。

◎引导活动

1. 明确"自我对话"的定义，即一个人内在的对话，可以是积极的，也可以是消极的。讨论：自我对话如何影响我们的心情和自尊？让青少年有机会分享实例。

2. 给他们 10 张纸条和 1 支铅笔。让他们在每张纸条上写下一个他们经历的自我对话的例子，也可以写下他们认为别人经历过的自我对话。

3. 当他们在纸条上写例子时，将 3 个桶/垃圾篓分别贴上"积极对话""消极对话"和"中立的对话"标签，放在距离他们几米远的位置。

4. 在他们写完后，让他们分享自己所写的内容，然后将纸条团起来，投进对应的桶中。

5. 持续活动，直到每人用完手上的纸条。

◎讨论问题

▲你认为最常见的自我对话类型是什么？为什么你会这样想？

▲在这次活动中，你经历了怎样的自我对话？

▲更好地意识到自我对话，可以怎样帮助你改善每天的感受？

◎专业建议

★让这个活动变得有趣！将轮流投掷纸团作为一个游戏。

★如果有人没有成功将纸团投入桶中，他必须分享另一个类似的自我对话内容，然后再次投掷。

★为了激发创意，举例描述青少年可能会经历的自我对话的情景。

我做到了这一步

帮助青少年庆祝自己的成功　　　所需物品：胶带、小礼品或者奖状。

级别 1　　　　　　　　　　　持续时长：10~15 分钟。

了解自尊　　　　　　　　　　　最佳人数：1~5 人。

前期准备：用胶带在地上做 5~7 个标记，用来表示障碍。

◎引导活动

1. 讨论：庆祝近期的成功或"胜利"是如何帮助我们将消极观点转变为积极观点的？让青少年们列举"胜利"的例子。

2. 向青少年解释，地上的每一条胶带代表了他们在日常生活中会面临的一次挑战或障碍。为了跨越"障碍"，他们必须分享自己近期的一个成就。

3. 在每一条胶带前，让青少年说出他们面临的一个挑战。当他们分享自己如何成功应对这项挑战后，他们可以跨越这个障碍。

4. 当他们跨越所有的障碍后，给他们颁发小礼品或奖状，以奖励他们取得的积极成就。

◎讨论问题

▲当你仔细回想自己近期的成就后，你有怎样的感受？

▲你近期的哪一项成就最让你感到自豪？

▲当你跨越生活中的障碍之后，你可以做哪些简单的事情来庆祝？

◎专业建议

★提醒青少年，成功不分大小，每一次胜利都是跨越了一次障碍。

★如果时间允许，让他们分享自己没有达到个人目标的例子，并提出处理这一情况的不同方法。

★每个人对成功的体验都是不同的，如果有人贬低他人的成就，引导者一定要干预。

人无完人

认识到即使最受尊崇的人也不是完美的

级别 1

了解自尊

所需物品：白板和记号笔。

持续时长：20 分钟。

最佳人数：2~6 人。

◎引导活动

1. 让青少年定义"完美主义"，即一种以追求完美为特征的人格特质。讨论是否可能完美。

2. 让青少年说出 5~8 位他们认为完美的名人。把这些名人的名字写在白板上。

3. 给青少年一些时间，让他们讨论每一位名人。鼓励他们就如何看待每位名人进行热烈的、有礼貌的辩论。

4. 2~4 分钟后，让青少年列出每位名人的不完美之处。

5. 持续这个过程，直至讨论完白板上列出的所有名人。

6. 讨论：每个人都是不完美的，接受和接纳这些不完美是否可以提高自尊？

◎讨论问题

▲你觉得完美是可以实现的吗？为什么？

▲了解到名人的不完美之后，你如何更好地接纳自己？

▲完美主义怎样影响你的自尊？

◎专业建议

★你可以用超级英雄、文学人物或任何能与这些青少年产生共鸣的人来替代名人。

★在辩论过程中保持尊重。一些青少年与某些名人有很强的情感联系，如果觉得这个名人受到了他人的言语攻击，他们可能会难过。

★提醒青少年，一些名人的八卦只是流言。抓住这个教育的时机，让青少年了解流言是怎样危害名人和普通人的。

什么对我很重要？

创造个人价值观的拼接画

级别 1

了解自尊

所需物品：海报板或者大纸、杂志或其他可以裁剪的图文印刷品、剪刀、胶水、彩色铅笔或记号笔、电脑和打印机(可选)。

持续时长：20分钟。

最佳人数：1~6人。

◎引导活动

1. 让青少年定义"价值观"的含义，并举例。

2. 讨论：坚持或忽视个人价值观如何影响自尊？

3. 让青少年使用准备的材料制作一张拼接画，展示自己最重视的价值观。他们可以剪下印刷品上的图片和文字，或者通过画画、写字等其他的创意表达形式。

4. 让青少年有机会在组内展示自己的拼接画。

◎讨论问题

▲在你看来，什么价值观是最重要的？为什么？

▲哪些价值观是大家都普遍提及的？哪些价值观是独特的？

▲当你的个人价值观被挑战的时候，你是如何反应的？

◎专业建议

★提醒青少年，价值观是非常个性化的，讨论的答案没有对错。

★如果时间和资源允许，可以让青少年打印一些网络图片，尤其是在无法提供某些杂志的时候。

★如果你缺乏资源，青少年可以通过绘制自我价值观的个人海报来开展这项活动。

我在对自己说什么？

在同伴的帮助下识别自我对话习惯
级别 2
什么影响了自尊？

所需物品：铅笔、便利贴、白板和记号笔。

持续时长：20 分钟。

最佳人数：2~6 人。

前期准备：准备青少年能轻松完成的、开放式的、以"我"开头的陈述列表（例如："到目前为止，我的一天是……"或者"我五年后会……"）。

◎引导活动

1. 定义"自我对话"，讨论消极或积极的自我对话。

2. 念出一个开放式陈述，让青少年在便利贴上写下他们的回应。

3. 收集便利贴，并把它们混在一起。

4. 大声读出每一条回应，让青少年判断这是积极的或是消极的自我对话。把每张便利贴按照积极或消极归类粘在白板上。

5. 持续这项活动，直到读完所有的开放式陈述。

◎讨论问题

▲某些陈述是否会引发更积极或更消极的自我对话？你认为为什么会这样？

▲你能举出一个消极自我对话的例子，然后将它转变为积极的自我对话吗？

▲更好地意识到自我对话，可以怎样帮助提高自尊？

◎专业建议

★如果时间允许，让青少年提议在活动中使用哪些开放式陈述。

★尽管青少年写的回应是匿名的，但如果大家严厉地评判某个青少年的回应，这名青少年会很敏感。鼓励组员在表达观点时尊重他人。

★提醒青少年，针对开放式陈述的回应没有对错之分。

社交媒体告诉我什么？

探索社交媒体与青少年自尊 所需物品：白板、记号笔、铅笔和纸。

级别 2 持续时长：15~20 分钟。

什么影响了自尊？ 最佳人数：2~8 人。

◎引导活动

1. 让青少年说出他们最爱的社交媒体，并将之列在白板上。讨论他们使用社交媒体的频率。

2. 讨论：社交媒体的一些帖子如何造成不切实际的幻想（误导性的帖子、照片滤镜等）。

3. 让他们在一张纸上写下他们觉得不真实的社交媒体帖子。

4. 让他们分享例子，并讨论认为它们不真实的原因。

5. 讨论：不真实的帖子如何影响自尊。

◎讨论问题

▲社交媒体是否曾经影响你的自尊？为什么？

▲你是否曾经在社交媒体发布不真实的帖子？是什么促使你这样做？

▲识别不真实帖子的能力能减少社交媒体对你的影响。

◎专业建议

★由于社交媒体是许多青少年生活的重要部分，在活动中也一定要强调在线社交的积极方面。

★让青少年集思广益，描述更加真实的帖子应该是什么样的。

★引导者不要给出所有的答案。引导青少年通过自己的讨论和阐述，消除不切实际的幻想。

友谊的破坏因素

识别友谊的破坏因素

级别 2

什么影响了自尊?

所需物品:铅笔和纸。

持续时长:15~20 分钟。

最佳人数:2~6 人。

◎引导活动

1. 让青少年讨论他们在良好的友谊和关系中寻找哪些品质。谈一谈为什么这些品质很重要。

2. 讨论可能给友谊带来压力的因素。让他们集思广益一些会破坏友谊或关系的因素(例如,过于自我,经常遇到麻烦)。

3. 谈论健康的边界以及为什么同这些具有友谊破坏特征的人保持距离很重要。

4. 用角色扮演的方式,展示他们可以对具有这些友谊破坏特征的青少年说"不"的方法。

◎讨论问题

▲你为什么认为这些因素会破坏友谊?

▲描述一个你很难对朋友说"不"的情景。

▲建立健康的边界能怎样帮助你保持自尊?

◎专业建议

★用一些时间来讨论每一个友谊破坏因素,并讨论它们是如何使友谊变得消极或者破坏友谊的。

★如果青少年在角色扮演上有困难,让他们来编剧,并让小组中的另一个人完成角色扮演。

★让青少年有机会分享友谊或关系给自己带来负面影响的往事。

善待自己的身体

使用创意表达对身体的欣赏

级别2

什么影响了自尊？

持续时长：15~20分钟。

所需物品：铅笔、纸、记号笔、彩色笔、水彩颜料、水彩笔刷或其他可用的美术用品。

最佳人数：2~6人。

◎引导活动

1. 谈一谈善待和接纳自己能如何帮助提高自尊。

2. 让青少年在一张纸的中间写一首三行诗，积极地突出他们自己的身体特征。

3. 让他们用任何可用的美术用品装饰写有诗歌的纸。

4. 让他们向小组展示自己的艺术作品，要求小组成员只能给予积极的反馈。

◎讨论问题

▲你在写三行诗时，想到了自己身上的哪些优点？

▲你从小组中的其他人那里注意到哪些令人惊讶或反复出现的优点？

▲与小组分享你的优点时，你有什么感受？

◎专业建议

★提供三行诗的示例，帮助青少年完成这项活动。

★如果青少年在写三行诗时遇到困难，提供一些提示或在写第一行时帮助他们。

★可以让他们把三行诗挂在别人可以看到和欣赏的地方。

从错误中成长

发现错误可以成为学习机会 所需物品：铅笔、纸、彩色笔或记号笔。
级别 2 持续时长：15~20 分钟。
什么影响了自尊 最佳人数：2~6 人。

◎引导活动

1. 讨论：有时，错误如何影响我们对自己的看法？
2. 按照以下的指导语给予青少年指示：

· 在一张纸上画出一棵树的树干。在树干底部，写下一个影响你生活的错误。

· 在树干的高处，记下犯那个错误的感觉。

· 现在，绘制树的 4 个主要树枝。沿着每个树枝，写下你生活中受这个错误影响的具体方面。

· 在树枝的末端，画一些叶子，并在叶子里写下你从这个错误中吸取的教训。

· 最后，在树上方画一个太阳。在太阳里写下你从错误中获得的最重要的学习机会。

3. 让青少年按照自己的喜好装饰他们的画。
4. 分享并讨论各自的画作。

◎讨论问题

▲是什么原因驱使你选择这个特定的错误？
▲你是否容易从错误中恢复？为什么？
▲分析错误并从中学习的过程是如何帮助你建立自尊的？

◎专业建议

★如果青少年在活动中遇到困难，请与其他人一起讨论他们的情况。
★讨论：一棵树如何在其整个生命周期中经受许多变化？将生活中的错误与树木需要克服的干旱或雷击进行比较。

我梦想的假期

练习自我照护和提高自尊 级别 3 建立自尊

所需物品：铅笔、纸、杂志、网络图片（可选）、彩色笔和记号笔。

持续时长：20 分钟。

最佳人数：1~5 人。

◎引导活动

1. 讨论：善待自己能如何帮助改善情绪和增强自尊？让青少年举几个善待自己的简单例子。

2. 让他们想象一个梦想中的假期，在那里，他们可以得到他们需要的任何东西来宠爱和善待自己。

3. 用 10 分钟时间，让他们使用备好的物品，为他们的梦想假期制作广告。

4. 让他们分享各自的广告和他们选择某些体验的原因。

◎讨论问题

▲你最喜欢你梦想假期的哪一点？为什么？

▲你今天可以实现梦想假期中哪些善待自己的内容？

▲每天或每周花一点时间善待自己，能如何帮助你在身体、精神和情感上有更好的感受？

◎专业建议

★鼓励青少年尽可能发挥创造力。广告的目标是说服其他人善待自己。

★如果你熟悉参加活动的青少年，尝试提供你认为会引起他们共鸣的图片。

★如果参加活动的青少年非常外向，允许他们用电视或互联网广告的形式展示自己的设计。

无与伦比的我

培养更加欣赏自己的身体

级别 3

建立自尊

所需物品：铅笔和纸。

持续时长：15~20 分钟。

最佳人数：1~6 人。

◎引导活动

1. 讨论：我们为何经常认为我们身体的一切都是理所当然的？
2. 向青少年解释，这个活动是一个向我们的身体表达感恩的机会。
3. 让青少年以一个舒适的姿势安顿下来，并深呼吸几次。
4. 谈一谈身体的一些基本功能，比如呼吸和消化。
5. 讨论：身体如何帮助我们进行不同的体力活动？
6. 引导青少年讨论他们身体拥有的显著特征，包括躯体的、创作的和智力的特征；他们身体的哪种能力使他们与众不同。
7. 给他们 1 分钟时间反思自己的想法。
8. 让他们列出对自己身体心怀感恩的 5 种方式，并进行讨论。

◎讨论问题

▲说出你认为理所当然的关于你身体的 3 件事。

▲这项活动让你在哪些方面更好地了解自己的身体？

▲定期对自己身体心怀感恩能帮助你提升自尊心，改善个人行为。

◎专业建议

★根据你对青少年的了解程度，让引导式讨论尽可能个性化。

★在引导部分提供短暂的停顿，让青少年消化和反思。

★在讨论身体机能时，请留心青少年尤其是残障人士的体能。

小本子记下大目标

通过设定目标来培养成长心态

级别 3

建立自尊

所需物品：铅笔、小笔记本或记事本。

持续时长：20~25 分钟。

最佳人数：1~6 人。

◎引导活动

1. 讨论：如何利用目标？目标在生活的不同方面如何发挥作用？

2. 讨论短期目标和长期目标的区别。

3. 让青少年在一个小本子上写下他们想要改善自己生活的方面，然后进行头脑风暴，让他们思考可以设定什么样的目标来帮助他们实现这些改进。

4. 如果他们愿意，让他们分享自己的目标。讨论这些目标以及如何改进某些目标。

5. 让他们选择一个自己想改善的地方，在小本子上列出来，并写下实现它的短期、中期和长期目标。

6. 让他们每天为这些目标写一个简短的进度说明。

◎讨论问题

▲你以前有没有试过为自己设定目标？结果如何？

▲你觉得你今天制定的目标是否合理，且可以实现？为什么？

▲设定目标能如何帮助你提高自尊？

◎专业建议

★如果青少年很难提出合理的、可测量的目标，通过举一些例子与他们交谈。

★如果让青少年每周或定期打卡，这项活动会更有效。

★向他们解释，没有达到目标也没关系。有些目标需要修改才更有可能实现。

流行的价值观

识别个人价值观并发现青少年的共同价值观

级别 3

建立自尊

所需物品：铅笔、纸、白板和记号笔。

持续时长：20~25 分钟。

最佳人数：2~8 人。

◎引导活动

1. 定义"个人价值观"并提供例子，比如无畏和诚实等。

2. 集思广益一些价值观，并讨论每个价值观的具体内容。

3. 讨论：为什么了解和尊重你的价值观有助于保持或提高自尊？

4. 让每个青少年在纸上写出他们最认可的 5 个价值观。

5. 收集这些纸，找出小组中最受欢迎的 5 个价值观。

6. 在白板上写下数字 1 到 5。

7. 让青少年猜最受欢迎的 5 个价值观分别是什么，并在白板上写下正确的答案。

8. 讨论：为什么这些价值观对他们如此重要？

◎讨论问题

▲你认为哪些价值观会最受欢迎？

▲哪些结果让你感到惊讶？

▲你如何每天坚持自己的价值观？这对你的自尊有什么帮助？

◎专业建议

★采取效果最佳的方式揭示答案，可以让每个组员都有机会去猜一猜，或让这个过程像游戏一样。

★向青少年提供一份价值观清单，以扩展他们的知识。

★在列出答案的同时，进行一次简短的破冰活动，尤其是当小组人数较多时。

肯定卡

使用积极的肯定，以从失败中恢复，并培养成长型心态

级别 3

建立自尊

所需物品：便签纸（或任何类型的纸）、铅笔、彩色铅笔和记号笔。

持续时长：15~20 分钟。

最佳人数：1~8 人。

◎引导活动

1. 讨论：如何使用积极肯定或简单的赋能短语来改变消极的自我对话，帮助自己成长，并在经历困境后继续前进？

2. 以"我……"开头的句式举例，以改变过去错误的观点或引发积极的想法，由此建立成长的心态。例如："我很坚强。"

3. 让青少年反思他们想要改变的生活或思维模式中的某个方面。

4. 引导他们做出积极的肯定。例如："我接受我本来的样子。"

5. 让他们在便签纸上写下这些积极的肯定，如果他们愿意，可以装饰这张便签纸（肯定卡），并把它放在容易拿到的地方，以备不时之需。

6. 提醒他们尽可能经常地使用这张肯定卡，即使当他们在做平凡的任务时。

7. 鼓励他们在日记中记录自己何时使用了肯定卡，以及它如何增加了他们的自尊并改变了消极想法。

◎讨论问题

▲你为什么选择了这些积极的肯定？

▲你打算什么时候使用你的肯定卡？

▲你认为积极的肯定能如何帮助建立自尊，并编织更积极的未来？

◎专业建议

★提供各种积极的肯定，以激发青少年找到真正引起共鸣的肯定。

★举例说明，什么时候积极的肯定会特别有帮助。例如，当与他人对比而感觉到自己不足的时候。

第三章　沟通技巧

　　沟通技巧是我们用来与他人建立联系的工具。体验式活动是青少年学习、练习和提升沟通技能的好方法。

　　我们都知道，沟通对于维持工作关系和私人关系至关重要。青少年才刚刚开始培养这项技能。尽早学习有效和恰当的沟通技巧，可以帮助青少年成长为一个更坚定、自信和有自我认知的人。

　　本章的活动分为三个级别：

　　级别1，沟通基础：有助于培养基本的沟通技巧。

　　级别2，沟通类型：帮助青少年更细致地了解沟通的复杂性。

　　级别3，日常生活中的沟通：帮助青少年在日常情况下练习他们的沟通技巧。

积极倾听

通过积极倾听来更好地了解他人

级别 1

沟通基础

所需物品：无需物品。

持续时长：15~20 分钟。

最佳人数：2~10 人。

◎引导活动

1. 积极倾听是一种倾听技巧，专注于观察和记住对方所说的话，以更好地理解他们。举例说明积极的倾听技巧，例如眼神交流和复述。

2. 让青少年演示积极或糟糕的倾听技巧。

3. 让青少年两人一对，其中一人用 3 分钟的时间做自我介绍，另一人积极倾听。

4. 3 分钟后，让积极倾听的人向其他人介绍他们的搭档。

5. 让他们转换角色，并重复这项活动。

6. 讨论：积极倾听如何帮助他们更好地了解他们的搭档？

◎讨论问题

▲你觉得哪些主动倾听技巧具有挑战性？哪些主动倾听技巧是简单的？

▲当你做自我介绍时，你的搭档积极倾听，你感觉如何？

▲积极倾听能怎样帮助你成为更好的沟通者？

◎专业建议

★如果可能，将青少年与他们不太了解的人配对。

★提供一份青少年可以提及的关于他们自己的事情清单，以鼓励更多的交谈。

★活动结束后，谈一谈你注意到的一些积极倾听的例子。

猜猜我的情绪

使用非语言沟通表达情绪　　　所需物品：无需物品。
级别 1　　　　　　　　　　持续时长：15~20 分钟。
沟通基础　　　　　　　　　　最佳人数：2~10 人。

◎引导活动

1. 定义"非语言沟通"，并注意它与我们使用的词语一样重要。

2. 列举非语言沟通的例子，例如握紧拳头表示沮丧，交叉双臂表示有人没有在听。

3. 让一个青少年在不使用语言或声音的情况下表现出一种情绪。让其他人猜测他的情绪。

4. 给每个青少年一些机会来表现不同的情绪。

5. 讨论：理解和识别非语言沟通，如何帮助青少年在互动过程中更加善解人意和了解他人？

◎讨论问题

▲描述一个你在别人说话前就注意到他们的情绪的例子。你看到什么了？

▲你能想到你的非语言沟通传递相互矛盾信息的时候吗？

▲注意非语言沟通如何让你更好地与他人相处？

◎专业建议

★与其让青少年选择他们要表现出来的情绪，不如提供一份情绪列表，并将不同的情绪分配给青少年。

★让青少年配对来表现某些情绪。

★当青少年猜出正确的情绪时，询问他们是哪些非语言线索提供了信息。

留住糖果

通过自信型沟通来实现目标

级别 1

沟通基础

所需物品：糖果或任何渴望拥有的物品（每个青少年大约 5 件）。

持续时长：15~20 分钟。

最佳人数：2~8 人。

◎引导活动

1. 使用"自信""清晰"和"控制"这三个词语，定义"自信型沟通"，并举例。

2. 让青少年们集思广益自信型沟通的例子，然后讨论每个例子：它们是真正自信的，还是消极的，或是咄咄逼人的？

3. 给一个青少年几块糖果，给其他青少年每人 1~2 分钟来尝试说服这个青少年给他们糖果。告诉拿糖果的青少年使用自信型沟通来留住糖果。

4. 时间到了，让青少年总结经验。

5. 轮到其他每个青少年拿着糖果，并使用自信型沟通来留住糖果。

6. 讨论在整个活动中使用的不同沟通方法。

◎讨论问题

▲当其他人试图从你那里得到糖果时，你感觉如何？你是如何表现自信的？

▲讨论：列举使用自信型沟通比攻击型或消极型沟通更有效的例子。

▲掌握自信型沟通有什么好处？

◎专业建议

★如果青少年在活动期间变得沮丧或咄咄逼人，请快速启动"暂停"环节，以重新调整小组的方向。

★在每次 1~2 分钟的对话后，指出你注意到的一个很好的、表明了适当的自信型沟通的说法或行为。

真诚地道歉

鼓励青少年适当和郑重地道歉
级别 1
沟通基础

所需物品：装满硬币的塑料复活节彩蛋（或其他可供青少年互相投掷的物品）。
持续时长：10~15 分钟。
最佳人数：4~14 人。

◎引导活动

1. 谈论正确和错误的道歉方式。强调一些好的例子，例如真诚，而不是找借口。

2. 将青少年配对并排成两列，面向对方，相距约 1 米。

3. 分发复活节彩蛋。然后，让每一对青少年互相投掷复活蛋。每当青少年抓住一个复活蛋，他就向后退一步。

4. 当有人没接到复活蛋时，请他们真诚地道歉。

5. 如果引导者确定他们真诚地道歉了，则游戏继续。

6. 如果引导者无法确定这对青少年中谁有过错，请他们双方道歉。

7. 如果引导者确定道歉不是真诚的，请让两人站到一旁并讨论。

8. 当只剩下一对或两对青少年相距 3 米时，结束游戏。

9. 让中途结束游戏的青少年讨论，为什么他们的道歉不真诚以及应如何改进。

◎讨论问题

▲描述在游戏中向队友道歉的感觉。

▲当有人向你道歉时，是什么让你觉得是真诚的？

▲真诚地道歉是一项重要的沟通技巧。

◎专业建议

★可以限制玩家在游戏中道歉的次数，而不是在每次真诚道歉后都继续游戏。

★如果在较小的空间进行这项游戏，可以在每次投掷物品时增加难度。例如，让两个青少年都单脚站立。

你能澄清一下吗？

提出澄清问题，以了解其他人在说什么

级别 1

沟通基础

所需物品：无需物品。

持续时长：20~25 分钟。

最佳人数：2~10 人。

◎引导活动

1. 定义"澄清问题"，并讨论它怎样帮助你更好地理解其他人在说什么。

2. 讨论澄清问题的特点：它是具体的；它总结了其他人说的话；它是指坦诚地表达听不懂的内容，而不将责任推给他人。

3. 将青少年配对。指导其中一人向另一人谈论对方可能不太了解的个人兴趣，例如最喜欢的音乐家。鼓励另一人提出澄清问题。给他们 3~4 分钟的时间交谈。

4. 谈话结束后，让倾听的青少年讨论澄清问题是如何帮助他们更好地理解谈话者在说什么的。

5. 转换角色，并重复这个活动。

◎讨论问题

▲澄清问题如何帮助你更好地理解对话？哪些澄清问题的方式最适合你？

▲当对方向你提出澄清问题时，你的感受如何？

▲澄清问题在哪些时候特别有用？请举例。

◎专业建议

★如果"澄清问题"对小组来说是一个新概念，可以让两名青少年参与活动，其他人观看。之后讨论互动。

★为了使这成为一对一的活动，谈论青少年能提出澄清问题的一个话题。

★提供澄清问题的举例清单，以帮助青少年理解这个概念。

向你的听众发表讲话

评估青少年怎样与不同的听众
进行不同的交流
级别2
沟通类型

所需物品：纸、笔和彩色铅笔。
持续时长：20~25分钟。
最佳人数：1~6人。

◎引导活动

1. 谈一谈我们怎样与不同类型的人，例如朋友、父母、老师、老板等，进行不同的交流。

2. 讨论：为什么我们会根据听众的不同而选择不同的交流方式？

3. 让青少年表演几个情景，展示他们如何与不同类型的人交谈。

4. 让他们创作一些连环画，展示他们在不同情景下的交流方式。

5. 让他们展示自己的连环画并讨论。

◎讨论活动

▲你与不同人群交谈的方式主要有哪些差异？

▲与哪些人群沟通最困难，为什么？

▲在沟通时，为什么了解听众很重要？

◎专业建议

★如果时间允许，让青少年展示不恰当的沟通方式(例如，像对待朋友一样与他们的老板交谈)。

★如有必要，为他们创作连环画提供示例场景和提示。

★根据小组情况和时间情况，可以不采用连环画的形式，而是进行更多的角色扮演。

消极型、自信型还是攻击型？

了解消极型、攻击型和自信型
沟通之间的区别
级别2
沟通类型
前期准备：在一沓小纸片(每人至少3张)的边缘附近打一个洞，然后用一根绳子把这些纸片串起来。

所需物品：纸、打孔器、一根长粗绳、管子或其他强力胶带。
持续时长：15~20分钟。
最佳人数：3~6人。

◎引导活动

1. 定义"消极型沟通""攻击型沟通"和"自信型沟通"，并分别举例。

2. 让青少年针对这三种沟通方式，分别在空白的小纸片上写下自己的举例。

3. 将绳子挂起来，并固定在青少年可以拿到的地方。

4. 让每个青少年从绳子上拉下一张小纸片，然后大声朗读这句话。让这个青少年猜猜这句话代表了哪种沟通方式，并让小组给出反馈。

5. 继续这项活动，直到用完所有的小纸片。

◎讨论问题

▲哪些短语难以解释？为什么？

▲你注意到自己最常使用哪种沟通方式？

▲了解自信型沟通的有效方法，能如何帮助你理解自己的观点？

◎专业建议

★如果没有绳子，可以将纸片写字的那一面朝下，叠放在一起。

★询问青少年，他们为什么认为某句话是自信的、消极的或攻击的？

身体姿势会说话

了解身体姿势如何影响沟通
级别 2
沟通类型

所需物品：不同类型身体姿势（如表达高兴、防备、生气的身体姿势）的图片、白板、记号笔和胶带。

持续时长：20 分钟。

最佳人数：1~6 人。

前期准备：将常见身体姿势的图片贴在白板上。

◎引导活动

1. 谈一谈非语言沟通，讨论身体姿势和肢体语言如何在我们的交流中发挥重要作用。

2. 举例说明，身体姿势如何与我们试图传达的信息相矛盾。例如，引导者对青少年所说的话感兴趣，但引导者双臂交叉放在胸前。问他们，引导者的姿势实际上在传达什么信息？

3. 让一名青少年走到白板前，选择一张图片，并在图片旁边写下该身体姿势所传达的信息。让他们解释自己的答案。

4. 继续此游戏，直到讨论完所有的图片。

5. 讨论结果。

◎讨论问题

▲哪些身体姿势最难解读？为什么？

▲列举某人的姿势让引导者感到不舒服的例子。他们当时在做什么？

▲更注意自己的姿势，能如何确保有效沟通？

◎专业建议

★如果时间允许，让青少年有机会演示与情绪相关的姿势。然后让他们快速调整为传递尊重、自信等信息的姿势。

用你的眼睛倾听

说明非语言沟通和倾听技巧的影响　　　所需物品：无需物品。
级别2　　　　　　　　　　　　　　持续时长：15分钟。
沟通类型　　　　　　　　　　　　　最佳人数：4~16人。

◎引导活动

　　1. 让青少年面向引导者站成一排。

　　2. 给出一系列他们可以快速完成的简单指令。例如，"手放在臀部，触摸脚趾，将手臂举在空中。"（引导者也应该跟着自己的指示一起做）

　　3. 给5个指令后，再给1个指令，但引导者不跟着做了。例如，说"摸你的肚子"，但引导者把手放在自己的额头上。

　　4. 告诉所有不听从引导者口头指令的人，他们的游戏已经结束。

　　5. 重复这个过程，直到队伍中只剩下1名青少年。

　　6. 让小组讨论该活动。

◎讨论问题

　　▲你在此次活动中遇到了哪些挑战？

　　▲为什么你认为看比听更容易？

　　▲当有干扰时，为什么做一个好的倾听者特别有价值？

◎专业建议

　　★如果时间允许，让青少年自愿扮演引导者的角色。

　　★根据小组的反应，调整口头指令的速度。

　　★提供大量的正面鼓励，特别是对于那些完成指令有困难的青少年。

使用以"我"开头的陈述

练习以"我"开头的陈述,以帮助自信的沟通　　所需物品:准备好的情景。

级别2　　　　　　　　　　　　　　　持续时长:15~20分钟。

沟通类型　　　　　　　　　　　　　　　最佳人数:3~8人。

前期准备:列出以"我"开头的陈述有用的场景(例如伤感情或与父母争吵)
　　　　　并打印出来。

◎引导活动

1. 讨论:令人伤心或沮丧的场景怎样让沟通变得困难?

2. 将以"我"开头的陈述定义为一种专注于说话者感受或观点的交流形式,而不是对方正在做什么。例如:"当你约会迟到时,我感到难过和失望。"

3. 让两个青少年走上前,表演一个常见的令人沮丧的场景。如有必要,给他们几分钟时间来准备角色扮演。

4. 1~3分钟后,暂停角色扮演,让小组讨论并说出可以在这种情况下使用的以"我"开头的陈述。

5. 在时间允许的情况下,表演并讨论每个场景。

◎讨论问题

▲在角色扮演期间,有哪些消极沟通的例子?

▲使用更多以"我"开头的陈述会如何改变每个场景的上演方式?

▲使用以"我"开头的陈述有什么好处,尤其是当你生气、沮丧或难过时?

◎专业建议

★在角色扮演时,确保青少年没有跨越任何边界,以避免触发那些面临创伤或愤怒问题的人。

★随时打断角色扮演,这样青少年就可以插入一个以"我"开头的陈述来改变角色扮演的情景走向。

小组辩论

在团队里练习自信型沟通
级别 3
日常生活中的沟通

所需物品：无需物品。
持续时长：20~30 分钟。
最佳人数：4~12 人。

◎引导活动

1. 将青少年分成两队来进行简短的辩论，双方就某个话题论证各自团队的立场。

2. 辩论前，设定基本规则，例如参与者必须控制说话音量，并在发言时尊重他人。

3. 提供一个简单的辩题，例如"今天天气很好"，两个队分别为正方或反方。让团队进行最多 5 分钟的辩论。

4. 接下来，选择更具挑战性的辩题，例如"我们学校应该有着装要求"。让团队进行最多 7 分钟的辩论。

5. 在适当的时候暂停辩论,指出青少年积极和消极应用自信型沟通的例子。

6. 让青少年讨论这个经历。

◎讨论问题

▲你在辩论时遇到了哪些挑战？

▲在辩论中，哪种沟通方式似乎最有效？

▲在日常生活中，自信型沟通如何帮助你表达自己的观点？

◎专业建议

★如果引导者熟悉小组里的青少年，尝试将自信的青少年均匀地分配到两个小组中。

★避免有争议的辩题。辩论的目标是练习沟通，而不是辩论"热门话题"。

★在讨论积极或消极沟通的例子时，确保青少年使用以"我"开头的陈述，以尽量避免责备或攻击他人。

眼神交流

练习眼神交流，并理解其在日常交流中的重要性

级别 3

日常生活中的沟通

所需物品：无需物品。

持续时长：20 分钟。

最佳人数：4~10 人。

◎引导活动

1. 定义和讨论"眼神交流"。让小组集思广益，讨论为什么眼神交流可能很重要。

2. 让青少年两人一组，做一些活动来练习眼神交流。

3. 让他们在保持眼神交流的同时，畅谈 30 秒。

4. 接下来，给他们一个特定的话题，让他们在保持眼神交流的同时，讨论最多 3 分钟。

5. 让每组的一个青少年分享他在保持眼神交流时的一个尴尬时刻。1~2 分钟后，让两人互换角色。

6. 最后，让青少年不说话，保持眼神交流 1 分钟。

7. 让整个小组讨论他们的经历。

◎讨论问题

▲哪种眼神交流对你来说最困难？哪种最简单？

▲当你说话时，你的同伴与你保持眼神交流，你感觉如何？

▲为什么眼神交流是面对面交流的重要组成部分？

◎专业建议

★一些青少年参与这项练习可能有困难。在整个活动中应提供口头鼓励。

★根据小组的技能水平，缩短或延长每个步骤的时间。

★讨论：不同文化背景下眼神交流的含义。

我可以使用一些反馈

为完成任务提供和接收反馈

级别 3

日常生活中的沟通

所需物品：笔和纸。

持续时长：20~30 分钟。

最佳人数：2~8 人。

◎引导活动

1. 让青少年两人一组，一个人作为"教练"，另一个人作为"绘图员"。

2. 让教练画一个简单的图像，比如八边形或波浪线。

3. 让教练指导绘图员一步一步地绘制图像，但不透露图像的实际情况。绘图员绘制的图纸也不要让教练看到。

4. 这个过程持续 2~3 分钟。

5. 接着，让教练查看绘制的图纸，并反馈绘制的准确程度（不透露要绘制的图像应该是什么）。

6. 再继续活动 2~3 分钟。

7. 让两人一起看最后的图纸，并将它们与需要绘制的图片进行比较。

8. 组内两人转换角色，并使用不同的图像重复这项活动。

◎讨论活动

▲作为教练，你觉得你的反馈有帮助吗？

▲作为绘图员，当你收到反馈时，你有什么感受？

▲给予和接受反馈能如何帮助你更成功？

◎专业建议

★一定要观察教练如何提供反馈，以及绘图员如何接受反馈。

★根据绘制图像所需的技能水平，调整反馈的时间和次数。

通过游戏交流

探索休闲体验中的沟通方式
级别 3
日常生活中的沟通

所需物品：各种简单游戏所需的物品（例如纸牌、九宫棋、猜词游戏）。
持续时长：15~20 分钟。
最佳人数：4~12 人。

◎引导活动

1. 给青少年最多 15 分钟的时间来玩引导者提供的一些游戏。仔细观察他们是如何交流的。

2. 游戏完成后，介绍柏拉图的这句名言："想要深入了解一个人，与其跟他谈一生，还不如跟他玩一个小时。"并讨论这句话的含义。

3. 让他们讨论在玩游戏的过程中对彼此的了解。

4. 引导者分享自己的观察。例如，"某某看起来很有竞争力"或"某某喜欢逗别人笑"。

5. 让他们总结从这次经历中学到的东西。

◎讨论问题

▲你认同柏拉图的这句名言吗？为什么？

▲分享你通过一起玩耍而更了解一个人的经历。

▲在这次活动中，你从你和同伴的交流中学到了什么？

◎专业建议

★提供让青少年感兴趣并吸引他们长达 15 分钟的活动。

★竞争性和非竞争性游戏都适用于此活动。

★当青少年谈论小组中的其他人时，鼓励他们使用以"我……"开头的陈述。

我是一个明星

帮助青少年应对公开演讲的恐惧　　　　所需物品：无需物品。
级别 3　　　　　　　　　　　　　　持续时长：20 分钟。
日常生活中的沟通　　　　　　　　　最佳人数：3~10 人。

◎引导活动

1. 讨论公开演讲以及组员对公开演讲的感受。

2. 让他们分享一些对公开演讲的常见恐惧，并提供让他们感觉更舒适的技巧。

3. 讨论：如何通过练习，才能让公开演讲变得更容易？向青少年解释，这项活动是一种有趣的练习方式。

4. 请一名青少年站到其他人面前讲故事。如有必要，为故事开一个头。

5. 30 秒后，让讲故事的青少年选择小组中的另一个人继续讲故事。

6. 继续此活动，直到每个人都有机会发言。

7. 讨论练习公开演讲的感觉。

◎讨论活动

▲你在组员们面前讲话感觉如何？

▲你在公开演讲时有什么恐惧？当你讲故事时，这些恐惧出现了吗？

▲你在这次活动中有哪些收获，可以帮助你成为更好的演讲者？

◎专业建议

★灵活调整每个青少年讲故事的时间。

★使用可以创造有趣故事的开头。例如，"鲍勃走在街上，发现了一个装满奇怪物品的袋子。它装满了……"

★如果一个青少年在小组面前讲故事卡壳了，应提供更多的鼓励，并提示他从头开始讲故事。

第四章　压力管理

　　压力是当我们超出自己的极限或离开舒适区时就会出现的一种生理反应。它可以激励我们做得更好，也可能在我们无所作为时让我们陷入困境。在青少年时期，充满了不断挑战青少年舒适区界限的事情。

　　学习如何管理压力，能使青少年利用这种强大的生理反应，更加有效地思考和行动。让他们不再感到无望或不知所措，而是能学会克服挑战，并从容地应对新的挑战。

　　本章的活动分为三个级别。

　　级别1，了解压力：帮助青少年更加了解压力以及压力对他们的影响。

　　级别2，压力管理技巧：帮助青少年管理压力。

　　级别3，减少日常生活中的压力：帮助青少年将压力管理技巧应用到他们的日常生活中。

好压力与坏压力

探讨常见的压力源，识别好压力与坏压力

级别 1

了解压力

所需物品：铅笔、纸、白板和记号笔。

持续时长：15~20 分钟。

最佳人数：1~6 人。

◎引导活动

1. 定义"压力"，并讨论它是如何成为日常生活的一部分的，特别是对青少年而言。

2. 给青少年几分钟时间，思考并列出他们生活中的压力源。

3. 定义"好压力"，即促使我们集中精力和提升表现的短期压力，例如开始一份新工作。

4. 定义"坏压力"，即引起焦虑和不愉快情绪、降低生活质量的长期压力，如面临持续的家庭问题。

5. 将白板划分成两栏：好压力、坏压力。

6. 请青少年从他们自己的压力源清单中，分别选择 3 个"好压力"和 3 个"坏压力"，并列在白板上。

7. 讨论这个活动的结果。

◎讨论问题

▲你如何区分"好压力"和"坏压力"？

▲从这个活动中，你注意到了哪些常见的压力源？

▲了解"好压力"和"坏压力"，如何帮助你更有效地应对它们？

◎专业建议

★提供多个"好压力"和"坏压力"的例子来帮助青少年理解这两个概念。

★如果青少年不愿意讨论他们的个人压力，可以匿名收集压力的举例，并让青少年对其进行分类。

★向青少年解释，人对压力的反应是不同的，所以对压力的分类因人而异。

是什么让我感到紧张？

一个吸引青少年并让他们谈论
常见压力源的游戏
级别 1
了解压力

所需物品：气球和记号笔。
持续时长：15~20 分钟。
最佳人数：3~9 人。

前期准备：吹起几个气球，用记号笔在每个气球上写上青少年常见的压力源（如学校、家庭、未来、人际关系）。

◎引导活动

1. 让青少年围成一个圈，让他们一起合作，不让气球落地。
2. 从一个或两个气球开始，在小组成员更加适应后，加入更多的气球。
3. 当一个气球落地时，停止活动，阅读写在气球上的词语。
4. 请每个青少年举例说明这个压力源（个人的或普遍的）。
5. 重新开始活动，继续进行，直到讨论完所有的压力源。

◎讨论问题

▲当圈子里加入更多的气球时，你感觉如何？
▲小组里提到的一些常见的压力源有哪些？
▲了解你生活中的压力源，如何帮助你更有效地应对压力？

◎专业建议

★如果同一个气球多次落地也没关系，提醒青少年如果他们想不出个人的例子，也可以给出一般性的回答。
★青少年可以围得更近或更远，以增加活动的趣味性。
★青少年玩气球时，提醒他们有时压力可能看起来势不可挡或无法控制，而这正是这个游戏所代表的意义。

压力如何影响我的身体？

研究压力如何在体内表现出来

级别 1

了解压力

所需物品：纸张、彩色铅笔(绿色、黄色和红色)。

持续时长：15~20 分钟。

最佳人数：1~8 人。

◎引导活动

1. 讨论压力影响身体的不同方式。

2. 让青少年回想感到有压力的事情，并留意(不作判断)他们体内任何紧绷、紧张或其他感觉(用 1~2 分钟)。

3. 让他们花点时间重新适应这个房间。

4. 请他们画出自己身体的轮廓，用颜色标出他们觉得受压力影响的部位。用绿色表示没有感觉；用黄色表示有些紧绷或紧张；用红色表示明显的紧绷、紧张或其他感觉。

5. 分享和讨论。

◎讨论问题

▲你身体的哪些部位受压力影响最大？你的感受是什么？

▲受压力影响的最常见的身体部位有哪些？

▲留意身体对压力的反应，如何帮助你确定压力的水平？

◎专业建议

★在回想压力事件时，专注于温和的压力源，以避免较大的情绪波动。举例说明温和的压力源。

★提醒青少年，每个人对压力的体验都不同，没有正确或错误的答案。

★如果没有个性化的支持，这项活动可能不适合正在经历严重创伤或处于哀伤中的青少年。

拖延的压力

留意拖延是如何产生或加重压力的
级别 1
了解压力

所需物品：简单的拼图、填词游戏或其他具有挑战性的活动。
持续时长：20~25 分钟。
最佳人数：1~8 人。

◎引导活动

1. 给每个青少年分配一个拼图或者其他的活动，设定一个非常有限的时间，以使他们无法完成这项活动。

2. 告诉青少年活动开始，随着时间的流逝，不断提醒他们所剩的时间。例如，"你只有 1 分钟的时间了。"（这有助于解释拖延带来的时间压力）

3. 时间到了就停止活动。询问他们感觉如何。

4. 让青少年尝试新的拼图或其他活动。

5. 重新开始计时，这次给他们留出足够的时间来完成活动。

6. 提供更多支持性的提示，例如："你做得很好，慢慢来，集中精力。"

7. 当时间到了或每个青少年都完成了活动时，停止这项活动。

8. 讨论青少年此时的感受。谈一谈留出适当的时间来完成任务，能怎样缓解他们的压力。

◎讨论问题

▲当你完成活动，有人在旁边倒计时，你感觉如何？

▲用更多的时间和更少的压力来完成这项活动，是否会更容易？

▲在你的生活中，拖延是如何带来不必要的压力的？

◎专业建议

★选择对青少年有吸引力和挑战性的活动。拼图这个活动的效果很好，也可以采用走迷宫或"找不同"的活动。

★第一部分活动结束后，观察青少年的沮丧程度，提供鼓励，以支持他们参与第二部分的活动。

★考虑让青少年组成更大的团队。

完美主义的压力

了解完美主义如何导致压力，并帮助青少年接受自己的"不完美"

级别 1

了解压力

所需物品：白板和记号笔。

持续时长：15~20 分钟。

最佳人数：2~8 人。

◎引导活动

1. 定义"完美主义"，讨论它如何导致不切实际的期望和压力。

2. 列出青少年在追求完美时面临的各种不切实际的期望，并写在白板上。

3. 明确这些期望的来源，将它们写在白板的另一侧。

4. 让青少年举出具体的例子，解释每种期望是如何导致压力的。

5. 讨论：接受不完美和放弃完美主义，可以带来更高效、更专注的生活。

6. 让青少年分享他们所接受的自身不完美之处。

7. 向青少年解释，接受一些不完美并不意味着放弃；相反，它是接纳差异和善待自己的机会。

◎讨论问题

▲哪些期望给你带来的压力最大？

▲什么人、事或情况让你感到"不完美"？

▲接受你的一些不完美，如何帮助你管理压力？

◎专业建议

★留出时间来讨论：是什么让某些期望变得不切实际？

★在谈论他人如何产生不现实的期望时，鼓励青少年互相尊重。

★一些看似不切实际的期望，例如在学校表现出色，实际上是可能实现的。讨论不切实际的期望和高期望之间的区别。

表情压力球

制作压力球并学习使用它们
级别 2
压力管理技巧

所需物品：气球、小苏打、护发素、碗、勺子、剪刀、空塑料水瓶和记号笔。

持续时长：15~20 分钟。

最佳人数：1~6 人。

前期准备：提前制作一个压力球作为样品。

◎引导活动

1. 讨论：压力球怎样帮助你释放神经能量，重新集中注意力，并抑制压力荷尔蒙？

2. 让青少年在引导者的示范下制作自己的压力球。

· 在一个碗里放两杯小苏打。

· 加入大约半杯护发素，混在一起。

· 将一个空塑料水瓶的前三分之一剪下，制作一个漏斗。

· 将气球固定在瓶口(漏斗下端)。

· 用勺子将小苏打和护发素的混合物经瓶口推入气球。

· 确保气球中没有气泡，并将其扎紧。

· 用记号笔在气球上画一个表情。

3. 让青少年分享和讨论自己制作的表情压力球。

◎讨论问题

▲你在压力球上画的什么表情？为什么？

▲压力球何时可以帮助你管理或重新审视压力？

◎专业建议

★加入的护发素的多少，决定了压力球的湿软程度。

★花时间讨论压力球的好处和使用它的好时机。

三个应对技巧

学习一些简单的压力管理技巧

级别2

压力管理技巧

所需物品：铅笔、纸、瑜伽垫（如果有条件就准备）。

持续时长：15~20分钟。

最佳人数：1~8人。

◎引导活动

1. 讨论青少年在感到压力时会做什么。将应对技巧定义为个人处理压力的方法，并举例说明。

2. 介绍这些应对技巧，让青少年有机会练习这些技巧。

·写日记：告诉青少年，把压力写下来，有助于梳理自己想法和情绪。让他们用3~4分钟，写下一个他们觉得有压力的情景。

·简单的瑜伽姿势：如果空间允许，让他们仰卧，双腿靠近但不接触，手臂放在身体两侧，手掌向上。可以闭上眼睛。保持这个姿势3~5分钟，同时专注于自己的呼吸，并留意身体的各个部位。

·待办事项清单：告诉青少年，这项常见的活动能将艰巨的任务分解成便于管理和实现的小任务，从而帮助他们战胜压力。每当他们完成一项，就能享受一次小胜利带来的喜悦。

◎讨论问题

▲哪种应对技巧是最有效的？

▲将应对技巧融入你的日常生活中，怎样帮助你管理压力和改善情绪？

◎专业建议

★根据小组的进展，灵活分配每个应对技巧的练习时间。

★引导者可自由地使用能与青少年产生更好共鸣的其他应对技巧。

★如果时间允许，让青少年分享他们自己对积极应对技巧的想法。

渐进式放松

学习一种放松技术来帮助缓解压力

级别2

压力管理技巧

所需物品：无需物品。

持续时长：20~25分钟。

最佳人数：1~5人。

◎引导活动

1. 讨论：当压力过大时，我们会感到身心受到影响。询问青少年：放松能怎样缓解压力？他们是如何放松的？

2. 给他们一两分钟的时间来思考他们现在的感受。让他们用1~5分给自己的压力水平评分(5分表示压力很大)。

3. 引导他们进行以下的渐进式放松练习：

· 选择一个舒适的姿势(站着或躺着)。

· 专注于你的呼吸1~2分钟，吸气和呼气。

· 想象你的头顶有一个充满平静之光的球。它可以是你喜欢的任何颜色。

· 这个光球开始通过你的头顶涌入你的身体。

· 想象你的脚被这个光球填满并放松下来，然后你的脚踝被填满……(继续说出身体的各个部位，直到身体完全被这种平静之光填满)。

· 花1分钟时间想象你这个充满平静之光的身体。

· 做几次深呼吸，重新调整自己，让思绪回到房间中。

◎讨论问题

▲描述你在活动中的感受。

▲这次活动后，你发现你的身体有什么不同？

▲这种放松技巧何时对你有用？举例说明。

◎专业建议

★用缓慢、平静的声音引导青少年。如有需要，可以播放舒缓的音乐。

★提醒青少年，分心是正常的，他们只要再次回到练习中就好。

释放压力

通过放下压力源，释放紧张情绪，
改善整体心理健康

级别 2

压力管理技巧

所需物品：绳子。

持续时长：20~30 分钟。

最佳人数：3~9 人。

◎引导活动

1. 讨论：过多地关注压力源会加重压力，增加身体的紧张度。

2. 把绳子的一端给一个青少年。让这个青少年简要描述他的压力源。

3. 让一个或两个同伴抓住绳子的另一端，轻轻地拉。

4. 让青少年进一步谈一谈这个压力源，同时让他的同伴稍稍用力地拉绳子。

5. 问青少年是否准备好放下这个压力。

6. 如果答案是"没准备好"，则进一步讨论压力。让同伴更用力地拉绳子。

7. 再次询问青少年是否准备好放下压力。当他回答"准备好了"时，让同伴放松绳子，然后让青少年也轻轻地放下绳子。

8. 让青少年描述他们象征性地放下压力时的感觉。

9. 与其他组员重复这个练习。

◎讨论问题

▲当你在谈论自己的压力源时，别人在拉你手上的绳子，你是什么感觉？

▲当绳子被松开时，你首先想到的是什么？

▲你认为从今天开始，你可以放下哪一个压力源？

◎专业建议

★在一个有足够空间的安全房间里开展活动，以避免青少年松开绳子时撞到任何物体。

★指导青少年不要太用力地拉绳子或太快地松开绳子。

★在谈论压力源时，提供鼓励或引导性的问题。

利用休闲活动来战胜压力

探索积极的休闲活动，以应对压力和滋养身心

级别 2

压力管理技巧

所需物品：铅笔和纸。

持续时长：20~25 分钟。

最佳人数：2~8 人。

◎引导活动

1. 讨论：我们如何打发闲暇时间，以缓解压力和提升幸福感？

2. 让青少年在一张纸上列出至少 7 种最喜欢的休闲活动。

3. 在积极的活动旁边画"+"，在消极的活动旁边画"–"。

4. 在所有有助于缓解压力的活动旁画一颗星。

5. 讨论首选的缓解压力的活动，以及这些活动是如何帮助他们的。

6. 在纸的另一面制订一个计划，以便在下次有压力时使用积极的休闲活动。

7. 使用以下句式："下次我有压力的时候，我可以……"

8. 然后，让他们描述自己将采取的具体步骤。例如："我会给朋友打电话，走到公园，打一场一对一的篮球赛。"

◎讨论问题

▲当你有压力时，你最常做什么？

▲休闲活动如何帮助你减轻压力？哪些活动实际上会增加你的压力？

▲当你感到被情绪所左右时，一个可行的、缓解压力的计划怎样帮到你？

◎专业建议

★在活动开始时，回顾"休闲"的含义，并让青少年举例说明有哪些休闲活动。

★讨论：这些青少年最喜欢的活动，除了有助于压力管理外，还给他们带来了哪些益处？把这些益处与压力管理和身心健康联系起来。

对未来的担忧

寻找和解决青少年有关
未来的压力源
级别 3
减少日常生活中的压力

所需物品：纸张、铅笔、不同颜色的荧
光笔。
持续时长：20~25 分钟。
最佳人数：1~5 人。

◎引导活动

1. 讨论：对未来的担忧会如何导致焦虑和压力？

2. 谈一谈：哪些担忧和压力是青少年能控制的？哪些是不能控制的？

3. 让青少年把一张纸分成四栏，并分别标记：明天、下周、下个月和明年。

4. 给他们几分钟的时间集思广益，在每一类中写下可能造成压力的事情。

5. 让他们用一种颜色标出自己或许能够控制的事情，用另一种颜色标出他们不能控制的事情。不要标出他们不确定的压力源。

6. 允许他们分享和讨论自己的压力源清单。

7. 让他们从能控制的压力源中选出 3 个，并写下自己能做的、能缓解压力的事情。

◎讨论问题

▲你对未来最担忧的是什么？为什么？

▲你如何应对无法控制的事情？

▲从今天开始，你可以采取哪些步骤来减轻对未来的担忧？

◎专业建议

★提供提示，帮助青少年写下每个类别的压力源。

★提醒青少年，每个人对压力的体验是不同的，没有错误的答案。

家庭压力

帮助青少年识别和讨论困难的家庭状况

级别 3

减少日常生活中的压力

所需物品：纸张、铅笔、彩色铅笔。

持续时长：15~25 分钟。

最佳人数：2~5 人。

◎引导活动

1. 谈一谈：家庭成员和家庭动态如何成为压力的来源？让青少年举例。

2. 让他们画出家庭中每个人的画像，用创建对话气泡的方式，呈现每个家庭成员带给他们压力的言行。

3. 分享并讨论每个家庭成员的意图。例如："我父亲一直为我的成绩而烦恼。我想，他希望我能上一个好大学并获得成功。"

4. 让青少年在这些情境中处理家庭成员的问题，集思广益，用健康的方法来缓解压力。

◎讨论问题

▲你家庭中的哪位成员给你带来的压力最大？为什么？

▲你可以怎样更有效地与这个人沟通？

▲当你感到来自家庭的压力时，你可以做哪些积极的事情来缓解压力？

◎专业建议

★通过引导性问题，让青少年对他们的家庭状况得出自己的结论。

★鼓励青少年在谈论家庭成员时，使用以"我"开头的陈述句式。

★讨论：我们无法控制他人的行为，只能控制我们的反应。同时需要注意的是，这些反应有时可能会带来额外的压力。

★花时间讨论难相处的家庭成员的一些优点。

同伴的压力

探讨同伴在日常生活中造成压力的常见方式

级别 3

减少日常生活中的压力

所需物品：便签卡(每人 6 张)、铅笔。

持续时长：20~30 分钟。

最佳人数：2~8 人。

◎引导活动

1. 讨论：同伴对我们的压力水平产生的积极或消极影响。让青少年集思广益，举一些例子。

2. 给每位青少年 6 张便签卡和 1 支铅笔。请他们写出同伴所做的让他们感到压力的事情。

3. 收集便签卡，并打乱顺序，所有便签卡都保持匿名。

4. 读出每张卡片上的回答，让青少年用 1~5 分评价这些情况给他们带来的压力(5 分表示压力最大)。

5. 讨论造成压力的最常见的回答，以及其他的特殊情况。

◎讨论问题

▲你有多少压力是由于你的同伴造成的？为什么？

▲你有哪些方法可以最大程度减少同伴带来的压力？

▲了解同伴造成的压力，能如何让你更有效地管理压力？

◎专业建议

★灵活地调整青少年要填写的便签卡数量。

★如果有人贬低别人的答案，请进行干预。向青少年解释，他们感受压力的方式不同，即使看起来无关紧要的事情也会造成很大的压力。

★如果霸凌是一个常见的问题，请参阅本书的第八章，了解更多的活动建议。

成为抗压的人

学习通过照顾身体来增强对
压力的抵抗力

级别 3

减少日常生活中的压力

所需物品：大片的纸张或海报板、
铅笔。

持续时长：20~25 分钟。

最佳人数：1~6 人。

◎引导活动

1. 讨论：青少年如何通过照顾自己的身体来更好地对抗压力？

2. 让青少年集思广益，提出一些能提升身心感受的自我照顾的方法。

3. 让他们想象出一个抗压的超级英雄，并制作一张海报，展示让超级英雄能适应不同压力源的自我照顾能力。（在小组活动环节，让青少年合作设计超级英雄的服装和从自我照顾中获得的力量。）

4. 让青少年展示他们的海报，并谈论他们认为最有效的自我照顾策略。

◎讨论问题

▲有哪些方法可以让你更抗压？

▲举出一个不好好照顾自己导致你对压力做出消极应对的例子。

▲你今天可以开始使用的一种自我照顾策略是什么？

◎专业建议

★如果某个超级英雄的主题不适合该小组，可以让青少年把他们自己画在抗压海报上。

★活动结束后，讨论：抗压实际上并不是一种超能力，而是一种更好的自我照顾习惯的结果。

★提醒青少年压力很常见，但他们的应对方式可以减轻其影响。

学习减轻压力

学习成功的学习技巧和考前时间管理
级别 3
减少日常生活中的压力

所需物品：铅笔和纸。
持续时长：20~25 分钟。
最佳人数：1~6 人。

◎引导活动

1. 讨论青少年在大考前的感受，以及他们复习的方法。

2. 谈一谈：如何使用成功的学习习惯来减轻考前压力？让他们集思广益，提出一些有效的学习习惯。

3. 提供更多有效学习的建议，例如排除干扰、保持健康、使用记忆游戏(如记忆术等)。

4. 让他们写出以下问题的答案：

·我理想的学习空间是什么样子的？

·我计划每天用多少时间来学习？

·我如何奖励自己富有成效的学习？

·我发现哪些学习技巧最有帮助？

5. 请他们用自己的答案为下次大考的前一周制订一份学习计划表。让他们分享答案和计划表。

◎讨论问题

▲你认为学习重要吗？为什么？

▲从这个活动中，你发现哪些学习技巧是最有用的？

▲坚持自己的学习计划，能如何减轻考前压力？

◎专业建议

★在引导者给予更多的建议之前，一定要让青少年自己想出尽可能多的积极学习习惯。

★承认每个学生的学习方式不同，所以一些建议可能比其他建议更有效。

★如果时间允许，讨论可能无效的学习习惯。

第五章　愤怒管理

愤怒是一种因被激怒或委屈引起的自然而又强烈的情绪。它不仅是一种心理上的状态，我们的整个身体也都能感受到它。愤怒可以促使我们改变生活中的消极方面，但它也可能导致鲁莽冲动的行为，弊大于利。

青少年应对愤怒尤其困难，因为他们的情绪被放大了。他们仍在学习如何理性地应对所处情景中的触发因素。那些不知道如何用健康的方式释放愤怒的青少年，可能会不恰当地宣泄，从而导致严重的后果。愤怒管理练习为青少年提供了有效处理负面情绪的具体工具。

本章的活动分为三个级别：

级别 1，了解愤怒：让青少年有机会亲自定义愤怒，并了解其对身心的影响。

级别 2，深入理解愤怒：帮助青少年发现自己愤怒的来源，并意识到它们与愤怒的关系。

级别 3，减少愤怒：帮助青少年应对愤怒，让他们在当下不再那么怒不可遏。

我如何对愤怒做出反应？

注意对愤怒的积极和消极反应

级别 1

了解愤怒

所需物品：铅笔和纸。

持续时长：15~20 分钟。

最佳人数：1~8 人。

◎引导活动

1. 让青少年定义"愤怒"。讨论人们对愤怒的常见反应。

2. 让他们把一张纸分成 6 个不同的区域。

3. 让他们在每个区域写下自己对愤怒的一种反应方式。

4. 让青少年确定每种反应是积极的还是消极的。

5. 请青少年分享和讨论他们的发现。

6. 对于消极反应，让青少年提出一种类似的更积极的反应。

7. 讨论积极的反应。

◎讨论问题

▲你觉得你处理愤怒最积极的方式是什么？最消极的方式是什么？

▲如何改变你的消极反应？

▲留意你现在对愤怒的反应，如何帮助你在将来应对愤怒？

◎专业建议

★根据小组的能力，可以随意增减纸张的分区数量。

★如果他们想不出应对愤怒的技巧，可以一起集思广益。

★提醒青少年，对愤怒的处理和反应因人而异。

是什么触发了我的愤怒？

探索愤怒的来源　　　　　　所需物品：铅笔和纸。

级别 1　　　　　　　　　持续时长：15~20 分钟。

了解愤怒　　　　　　　　　最佳人数：1~8 人。

◎引导活动

1. 愤怒的触发因素是指那些让人感到疯狂、烦躁或愤怒的人、地点或情况。

2. 让青少年集思广益，提出常见的愤怒触发因素。

3. 讨论：一些非常常见的因素，如饥饿、恼怒、孤独或疲倦等，是如何引发愤怒的？

4. 指导青少年尽可能多地写下他们能想到的 3 类触发因素：人、地点和情况。

5. 头脑风暴后，让他们选出 5 个最容易引发愤怒的因素并分享。

6. 讨论结果。

◎讨论问题

▲今天讨论的最常见的愤怒触发因素有哪些？

▲在头脑风暴时，你想出了哪些令人惊讶的答案？

▲识别愤怒的触发因素，如何帮助你在将来管理愤怒？

◎专业建议

★多花点时间对每个类别进行头脑风暴，可能会产生更多的想法。

★为每个类别提供举例，以帮助青少年产生想法。

★提醒青少年，许多因素会导致一个人的愤怒，答案没有对错之分。

宣　泄

找出释放愤怒的有效方法

级别 1

了解愤怒

所需物品：*一些角色扮演道具(如果有的话)*。

持续时长：15~20 分钟。

最佳人数：2~10 人。

◎引导活动

1. 讨论：人们通常如何应对愤怒？请青少年提供释放愤怒的积极和消极例子。

2. 两人一组。

3. 给每组布置一个相同的、会让人愤怒的情景，比如被忽视或不被尊重。告诉他们角色扮演的重点是消极地释放愤怒。

4. 让他们花几分钟讨论角色扮演。

5. 给每个角色扮演 1~3 分钟的时间。

6. 每次角色扮演后，讨论如何更恰当地应对这种情况。

◎讨论问题

▲你今天看到大家有哪些常见的宣泄方式？

▲当有人向你宣泄愤怒时，你感受如何？

▲哪些角色扮演最令人惊讶？为什么？

▲通过有效的方式处理宣泄行为，如何让你更冷静地处理局面？

◎专业建议

★设定角色扮演的基本规则(例如，注意他人的私人空间)，以确保小组中每个人都感到安全和被尊重。

★如果引导者认为有人变得难过或者越过引导者设定的基本界限，则停止角色扮演。

★提供一些建议和想法，鼓励小组精心设计角色扮演，而不仅仅是泛泛地展示。

我身体里的愤怒

探索身体对愤怒的感觉

级别 1

了解愤怒

所需物品：铅笔；纸、彩色铅笔（红色）。

持续时长：15~20 分钟。

最佳人数：1~6 人。

◎引导活动

1. 讨论：每个人对愤怒的感受有何不同？让青少年列出愤怒在身体中的某些表现方式。

2. 让他们在一张纸上画出自己身体的轮廓。

3. 让他们安静地想象一个让自己感到愤怒的情况，留心身体各个部位的感受。

4. 让他们在受愤怒影响的身体部位涂上红色。

5. 让他们在每个红色区域标出发生了什么，例如："我握紧了拳头。"

6. 让他们讨论和分享自己的画作。

◎讨论问题

▲描述你的身体是如何感到愤怒的。

▲人们常在身体的哪个部位感到愤怒？

▲了解愤怒对身体的影响，如何帮助你在未来更了解这种情绪？

◎专业建议

★在安静反思阶段，鼓励青少年用他们所有的感官想象愤怒的情景，使想象更加真实。

★用更多的颜色帮助青少年识别体内不同程度的愤怒。

★如果青少年难以确定身体的哪个部位感到愤怒，鼓励他们将画有身体轮廓的画作带回家，在自己生气或烦躁时给它涂上颜色。

呐　　喊

识别潜在的愤怒来源
级别 1
了解愤怒

所需物品：一幅爱德华·蒙克（Edvard Munch）的《呐喊》画作、纸和铅笔、彩色铅笔或记号笔。

持续时长：20~25 分钟。

最佳人数：1~6 人。

◎引导活动

1. 明确许多青少年面临的一些潜在的愤怒来源。让青少年集思广益，做进一步的补充。

2. 展示爱德华·蒙克的画作《呐喊》。让青少年描述这幅画中发生的故事。

3. 鼓励他们分享自己与画中人物类似的经历。

4. 指导他们使用现有的美术用品创作自己的画作。

5. 让他们在画作的某处写下自己愤怒的来源，这些愤怒让他们感觉自己就像《呐喊》中的主人公。

6. 请他们分享和讨论。

◎讨论问题

▲谈一段你觉得像《呐喊》这幅画中主人公的经历。

▲你认为人们为什么要通过艺术来表达愤怒等情绪？

▲了解你愤怒的来源，如何帮助你避免被情绪压垮？

◎专业建议

★考虑使用其他图画和艺术品来帮助激发灵感。

★鼓励青少年把他们愤怒的来源融入绘画中，而不是仅仅把它们写下来。

★提供尽可能多的美术用品，让青少年参与进来。

我愤怒的后果

想象愤怒行为的后果　　所需物品：纸、铅笔、彩色铅笔和记号笔。
级别 2　　　　　　　持续时长：20~25 分钟。
深入理解愤怒　　　　　最佳人数：1~6 人。

◎引导活动

1. 谈一谈人们如何宣泄愤怒。鼓励青少年讨论人们表达愤怒的积极和消极方式。

2. 让他们回想自己消极表达愤怒的经历以及后果。

3. 让他们创作一个简短的连环画，说明他们如何消极地表达愤怒，以及后果是什么。

4. 再让他们创作一个连环画来说明同样的情况，但更积极地表达愤怒以及由此产生的结果。

5. 分享和讨论连环画。

◎讨论问题

▲之前你为什么选择了这种宣泄愤怒的方式？

▲你的愤怒还导致了哪些负面的后果？

▲了解你以往愤怒的后果，如何帮助你在将来做出更好的选择？

◎专业建议

★以最多 5 张的连环画作为例子。

★讨论：尽管我们无法改变过去，但我们能从错误和遗憾中吸取教训。

★如有必要，让青少年事先谈论他们想要描绘的场景，帮助他们充实想法。

社交媒体焦虑

探索主流的社交媒体平台如何导致愤怒
级别2
深入理解愤怒

所需物品：铅笔和纸。
持续时长：15~25分钟。
最佳人数：1~6人。

◎引导活动

1. 让青少年说出他们最喜欢的社交媒体，并讨论他们在每个平台上花了多少时间。

2. 讨论青少年在使用社交媒体时通常会感受到的情绪。

3. 让他们举例说明，社交媒体如何导致他们的愤怒。

4. 让他们用纸和铅笔，构思可能让他们生气、烦躁或沮丧的社交媒体帖子。

5. 让他们分享自己的帖子，并谈一谈每个帖子为什么让他们感到愤怒。

6. 总结并讨论小组的发现。

◎讨论问题

▲使用社交媒体有哪些好处？

▲当一个帖子让你感到愤怒时，你通常会怎么做？

▲当你面对令人心烦意乱的社交媒体帖子时，你可以通过哪些积极的方式来应对愤怒？

◎专业建议

★青少年可以写出或画出他们认为最有用的帖子。

★允许他们使用真实或虚构帖子来举例。

★如果帖子包含不当或仇恨的言论，讨论为什么这是无效的沟通。

愤怒靶心

定义和理解愤怒的来源和强度

级别2

深入理解愤怒

所需物品：白板或大海报板、便利贴、铅笔和记号笔。

持续时长：2~30分钟。

最佳人数：2~8人。

前期准备：在白板或海报板上画一个五环靶。每一环都代表不同程度的愤怒。

◎引导活动

1. 讨论愤怒和愤怒的不同强度。让青少年把愤怒分为5个级别，例如：烦躁、沮丧、难过、生气和愤怒。

2. 与小组成员一起清晰地定义每个级别的愤怒，并举例。

3. 讨论愤怒触发因素的含义。让青少年写下至少5个愤怒的触发因素，并把每个因素分别写在便利贴上。

4. 让他们依次分享便利贴上的1个触发因素，然后将其贴在五环靶对应的环上。

5. 继续活动，直到把所有便利贴都贴在靶上或规定时间到。

6. 总结和讨论活动。

◎讨论问题

▲最常见的愤怒触发因素有哪些？

▲什么让你感到最愤怒？

▲识别愤怒的来源和强度，如何帮助你在将来更好地应对愤怒？

◎专业建议

★灵活调整靶子上的环数，以满足小组的需求。

★讨论：一些触发因素如何在不同时间引起不同程度的愤怒？

★提醒青少年，每个人对愤怒的感受是不同的，因此答案没有对错之分。

愤怒量表

理解愤怒的体征　　　　　　所需物品：大纸、彩色铅笔或记号笔。
级别 2　　　　　　　　　持续时长：15~20分钟。
深入理解愤怒　　　　　　　最佳人数：1~6人。
前期准备：制作一个愤怒量表的样品，来帮助青少年更好地理解"愤怒"这
　　　　　个概念。

◎引导活动

1. 描述青少年愤怒时的身体感受。如有必要，说出身体的每一个部位，让青少年谈一谈愤怒如何影响这一部位。

2. 让青少年在大纸上用最能代表他们感受的颜色画一个燃油表。最左边代表冷静，最右边代表强烈的愤怒。

3. 让他们用不同的颜色来标记不同程度的愤怒，比如烦恼或暴怒。

4. 给他们几分钟时间思考，愤怒是如何影响他们身体的。

5. 让他们在量表合适的地方写下这些症状。例如，在沮丧处写下"脸红"。

6. 讨论小组的发现。

◎讨论问题

▲当你感到愤怒时，你的第一个体征是什么？

▲哪些体征可以提醒你，你的愤怒可能会失控？

▲了解这些征象，如何帮助你在将来更好地管理自己的愤怒？

◎专业建议

★如果青少年难以找到愤怒的来源，请重新审视激怒他们的情形。引导他们关注自己身体的感受。

不仅仅是"疯狂"

扩展情绪词汇，以健康的方式
释放愤怒

级别 2

深入理解愤怒

前期准备：准备一个描述情绪的词汇列表，给每个参与者复印一份。

所需物品：白板、记号笔、铅笔
和纸。

持续时长：15~20 分钟。

最佳人数：1~6 人。

◎引导活动

1. 让青少年给出他们自己对愤怒的定义。

2. 向青少年解释，愤怒可以是各种负面情绪的统称。

3. 集思广益与愤怒有关的词语（例如，"侮辱""厌恶""沮丧"），并把它们写在白板上。

4. 让每个青少年从这些词语中选出 5 个，并给出它们的定义。

5. 然后让他们写出自己经历这些情绪的一个例子。

6. 分享定义和例子。

7. 谈一谈建立情绪词汇表的重要性。将引导者准备好的情绪词汇表分发给每个青少年。

◎讨论问题

▲当你愤怒时，你最常感受到的其他情绪是什么？

▲了解这些不同的情绪，如何改变了你对愤怒的看法？

▲拥有更多的情绪词汇，如何帮助你减少愤怒和沮丧？

◎专业建议

★如果有必要，在活动期间提供引导者准备好的情绪词汇表，以帮助青少年集思广益。

★如果时间充裕，让青少年通过角色扮演展示某种情绪。

★如果青少年很难对情绪作出自己的定义，让他们就这些情绪补充相应的例子。

停止……呼吸……减轻

通过呼吸技巧来降低愤怒的强度

级别3

减少愤怒

所需物品：无需物品。

持续时长：15~20分钟。

最佳人数：1~6人。

◎引导活动

1. 介绍呼吸练习，它是一种平静身心的方式。

2. 指导青少年进行以下两种3~5分钟的呼吸练习。让他们以一个舒适的姿势坐着，深呼吸几次。如果他们愿意，可以闭上眼睛。

·练习1：让青少年在吸气时默数到4，屏住呼吸数到7，然后在数到8的同时慢慢呼气。视需要重复练习。

·练习2：深呼吸时，让他们想象一个词语、短语或图像，例如"冷静"或"在我的掌控中"。如果他们走神了，告诉他们放下这个想法，将注意力重新集中到词或图像上。

3. 让青少年讨论两种练习的感受。

4. 提醒他们可以随时练习，在不愤怒时也可以做这些练习，会让呼吸练习在你愤怒时更好地发挥作用。

◎讨论问题

▲描述你在做这些练习时的感受。

▲呼吸练习之后，你注意到自己的身心有什么不同吗？

▲你认为什么时候做呼吸练习会有效果？

◎专业建议

★提醒青少年，走神是正常的，尤其是第一次尝试呼吸练习时。

★考虑在其他活动前后加入这些练习，以帮助小组成员达到更加平静和踏实的状态。

★鼓励青少年记录自己练习呼吸技巧的时间以及练习后的感受。

我的冷静点

青少年有机会在家里设计冷静点

级别 3

减少愤怒

所需物品：铅笔和纸。

持续时长：15~25 分钟。

最佳人数：1~6 人。

◎引导活动

1. 谈一谈暂停一下或从令人不安的情况中走出来的重要性。

2. 让青少年列出能让他们在愤怒时平静下来的事情。

3. 指导他们在家里设计一个"终极"冷静点。他们可以通过绘画或陈列物品，在这个区域获得更多的平静。

4. 提供一些提示，例如："有什么东西可以帮助你平静下来吗？"

5. 让他们分享他们的冷静点并进行讨论。

◎讨论问题

▲你会在你的冷静点中纳入哪些最重要的物品和活动？

▲创建你自己设计的冷静点是多么容易。

▲为什么当你感到愤怒时，有一些能让你平静下来的物品和活动很重要？

◎专业建议

★鼓励青少年尽可能具体地描述他们的冷静点。

★建议他们纳入自己已经拥有或很容易获得的物品。

★让他们讨论为什么这些物品和活动可以帮助自己冷静下来。

冷静歌单

通过音乐的力量来释放愤怒

级别 3

减少愤怒

所需物品：铅笔和纸。

持续时长：15~25 分钟。

最佳人数：1~6 人。

◎引导活动

1. 让青少年讨论他们最喜欢的音乐家，并给出喜欢这些艺术家的理由。

2. 谈一谈音乐如何帮助我们冷静下来，处理情绪，并以有效的方式来释放愤怒。

3. 让每个青少年说出一首当他们感到愤怒或沮丧时首选的歌曲，并谈一谈这首歌是如何帮助他们的。

4. 指导他们列出 10 首歌曲作为一个"冷静歌单"，并写下他们选择每首歌的原因。

5. 让他们分享自己的歌单并讨论。

◎讨论问题

▲音乐是如何帮助你应对愤怒的？

▲你从小组的其他人那里听到了哪些很棒的歌曲？

▲拥有一个针对愤怒的歌单，如何避免你以更消极的方式发泄愤怒？

◎专业建议

★当青少年感到愤怒时，愤怒或极端的音乐实际上可能是一个有效的发泄方式。不要反对极端音乐，除非它冒犯或贬低了小组中的其他人。

★如果青少年想不出具体的歌曲，让他们列出可能帮助他们冷静下来的歌手或流派。

★如果时间和资源允许，让青少年在互联网上查找不同的歌曲，丰富他们的歌单。

应对愤怒

探索应对愤怒的其他方式　　　　所需物品：铅笔、纸、白板和记号笔。
级别3　　　　　　　　　　　持续时长：20~25分钟。
减少愤怒　　　　　　　　　　　最佳人数：1~5人。

◎引导活动

1. 将"攻击"定义为一种会伤害自己和他人的行为。请青少年提供愤怒导致攻击性行为的例子。

2. 向青少年解释，愤怒是人类的一种正常情绪，但我们可以用非攻击性的方式来回应它。

3. 让青少年在一张纸上列出5种让他们感到愤怒的情况，并在每个例子之间留出空间。

4. 让青少年头脑风暴，说出应对愤怒的健康或积极的方式。讨论这些积极的方式有助于解决哪些令人愤怒的情况。

5. 针对青少年写下的每一种情况，让他们完成以下陈述："当我因为……而愤怒时，与其采取攻击性的行动，我可以……"

6. 让他们分享一些陈述并讨论。

◎讨论问题

▲在这个过程中，你学到了哪些非攻击性的行为？

▲说出一段由于你不知道如何处理愤怒而表现出攻击性行为的经历。

▲制订适当的计划，如何帮助你在将来避免攻击性的行为？

◎专业建议

★在头脑风暴期间，提供不同的减少愤怒的方法来激发灵感（例如，使人平静下来的活动、分散注意力的活动、休闲活动）。

★提醒青少年，并非每种冷静策略都适用于所有情况，因此最好有几种备选方案。

别使用以"你"开头的陈述

以有效的方式传达愤怒　　　所需物品：无需物品。

级别 3　　　　　　　　　持续时长：15~25 分钟。

减少愤怒　　　　　　　　　最佳人数：2~8 人。

◎引导活动

1. 让青少年说出一些常见的愤怒触发因素，并举例说明他们是如何处理的。

2. 介绍以"我"开头的陈述；讨论它们如何有助于有效地表达想法和感受。(如果青少年有以"我"开头的陈述的经历，则省略这一步)

3. 让青少年每 2~3 人一组。

4. 给每组分配一个常见的产生愤怒的场景。给他们几分钟时间讨论如何表演这个场景。

5. 让每个小组轮流表演。

6. 在每个场景的结尾(或适当的时候)，暂停表演，让其中一个青少年用以"我"开头的陈述来代替他们说过的话。

7. 继续角色扮演，观察事情的进展有无变化。

8. 讨论以"我"开头的陈述在每个场景中的作用。

◎讨论问题

▲以"我"开头的陈述是如何改变每个角色扮演的过程的？

▲为什么你认为愤怒时很难有效沟通？

▲如何使用以"我"开头的陈述来表达你的想法和情绪，减少你的愤怒？

◎专业建议

★举几个以"我"开头的陈述的例子，尤其是当青少年不了解这种陈述时。将其与以"你"开头的陈述进行对比，做进一步的说明。

★如果可能，根据青少年在"引导活动"步骤 1 给出的答案创建场景，以让他们更加投入。

第六章 焦 虑

　　焦虑是在日常情况下，对真实或感知的结果产生的频繁或持续的忧虑和紧张感。焦虑会让青少年无法尽情享受生活，并阻碍其健康发展。

　　持续焦虑的青少年常常会觉得自己被孤立，受困于侵入性想法与强迫行为的循环中。本章所列的活动可以帮助青少年解决焦虑问题，并学习实用的技巧以保持平静的状态。

　　本章的活动分为三个级别：

　　级别1，了解焦虑：帮助青少年了解焦虑和它的成因。

　　级别2，焦虑是如何影响我的：帮助青少年意识到焦虑对自己生活的影响。

　　级别3，应对焦虑的方法：为青少年提供解决焦虑症状的实用方法。

焦虑画像

定义和探索自己的焦虑
级别 1
了解焦虑

所需物品：纸、彩色铅笔、记号笔、胶水、表现焦虑的旧杂志或图片。

持续时长：20~25 分钟。

最佳人数：1~6 人。

◎引导活动

1. 引导青少年用自己的话来定义"焦虑"。讨论焦虑可能会以哪些形式呈现。

2. 给青少年几分钟时间反思：对他们而言，焦虑意味着什么？焦虑对他们有什么影响？

3. 引导青少年使用提供的美术用品创作自己的焦虑画像，时间为 15 分钟。

4. 当青少年创作他们的画像时，引导他们产生灵感。比如："你觉得焦虑看起来会是什么样的？"

5. 让青少年展示和谈论他们的焦虑画像。

6. 共同讨论结果。

◎讨论问题

▲你创作的画像如何帮助你定义自己的焦虑？

▲在创作画像时，你对焦虑有更深的理解或看法吗？

▲明确自己的焦虑如何帮助你减少焦虑？

◎专业建议

★画像无对错，鼓励青少年展示任何浮现在他们脑海中的想法。

★如果青少年太焦虑而难以展示他们的画像，他们可以只简单描述一下。

★提供尽可能多的图片、杂志和美术用品，以帮助他们激发灵感。

我的五大担忧

探索和评估担忧　　　　　　　所需物品：笔和纸。
级别 1　　　　　　　　　　持续时长：15~20 分钟。
了解焦虑　　　　　　　　　　最佳人数：1~6 人。

◎引导活动

1. 让青少年们集思广益，讨论焦虑和担忧如何影响人们的日常生活。
2. 讨论：更了解某种特定的担忧，如何帮助我们确定焦虑的来源？
3. 让青少年花 2 分钟列出所有他们能想到的担忧。
4. 然后让他们回顾所列的清单，选出自己的五大担忧。将它们写在另一张纸上，并列出与每个担忧相关的所有想法。
5. 分享并讨论他们的这五大担忧。

◎讨论问题

▲你最大的担忧有哪些？
▲你与小组中的其他人分享了哪些担忧？
▲为什么评估担忧是管理焦虑的首要步骤之一？

◎专业建议

★在头脑风暴时，给予提示以激发青少年的创意。例如："你对于学校最担心的是什么？"
★如果可以的话，把提出的担忧列在白板上。
★指出每一个担忧都是有意义的。

我的焦虑路线图

定义和讨论焦虑的触发因素

级别 1

了解焦虑

所需物品：纸、彩色铅笔或记号笔。

持续时长：20~25 分钟。

最佳人数：1~5 人。

◎引导活动

1. 讨论：某些特定的人、地方和情景如何引发或加重焦虑的想法?

2. 集思广益，思考一些能够引发焦虑的外部因素(例如：学校、父母、霸凌)。

3. 指导青少年创作焦虑路线图。让他们从自己的"家"开始(标有"你在这里"的地方)，并向外分支到生活中会引发焦虑的其他领域。

4. 建议他们使用不同的颜色来表现焦虑的程度。

5. 让他们列出这些"站点"会引发焦虑的原因。

6. 如果可能的话，让他们在图上找一条替代路线，以避免那些引发焦虑的站点。

7. 让他们分享他们的路线图并讨论结果。

◎讨论问题

▲在你的路线图上，哪个"站点"会导致最严重的焦虑? 为什么?

▲在你的路线图上有重复出现的主题吗?

▲定义焦虑的触发因素，如何帮助你减少焦虑?

◎专业建议

★告诉青少年，路线图具有象征意义。鼓励他们发挥创造力，使路线图看起来像失落的藏宝图或迷宫。

★讨论：为什么替代路线总是很难找到(例如，他们不能完全避开学校)，但识别触发因素可以帮助他们更好地了解焦虑。

★提供一个焦虑路线图的示例，让青少年更好地理解他们需要做什么。

焦虑：不只是一种想法

探索身体对焦虑的感觉

级别 1

了解焦虑

所需物品：铅笔、纸、白板、为每个参与者提供的不同颜色的白板笔。

持续时长：15~20 分钟。

最佳人数：2~6 人。

◎引导活动

1. 解释焦虑不仅仅是一种想法，它也会引起生理症状。

2. 让青少年举例说明焦虑是如何表现在身体上的。

3. 给他们几分钟时间想象一个会导致自己焦虑的情境。当他们想象时，指导他们集中注意力去感受自己焦虑时的生理症状，并记录下来。

4. 当他们在思考时，在白板上画一个大的人形轮廓。

5. 让每个青少年在该人形轮廓中标出最多 5 个最常见的、由焦虑引起的生理症状。他们可以在相应部位涂上颜色、画圈，或是写上自己的名字。

6. 讨论白板上的内容。

◎讨论问题

▲你觉得在焦虑时，身体的哪个部位的症状最严重？

▲小组组员所分享的内容有什么相似之处吗？

▲了解焦虑引起的生理症状会有哪些益处？

◎专业建议

★安抚青少年，答案没有对错，每个人经历的焦虑都是不同的。

★考虑为白板上的每个身体部位添加描述文字。例如，如果有人圈出嘴巴，他们可以在旁边写"咬牙切齿"。

★如果没有白板，青少年可以各自在纸上画出人形轮廓，并标注出他们感到焦虑的部位。

让人焦虑的标题

时事和新闻标题是如何引起焦虑的

级别 1

了解焦虑

所需物品：铅笔、纸、白板和白板笔。

持续时长：20~25 分钟。

最佳人数：2~6 人。

◎引导活动

1. 讨论：国内外时事如何引起个人的焦虑？

2. 让青少年分享了解新闻的途径(例如：电视、社交媒体、新闻推送)。讨论这些消息来源是否可靠。

3. 让青少年想出 3 个引起焦虑的标题(不管是真实的还是想象的)，并把它们写在一张纸上。

4. 让每人从列出的标题中选择一个，并轮流将选择的标题写在白板上。

5. 讨论每个标题，为什么它会引起焦虑，以及青少年有什么方法可以预防或减少自己将来读到这类标题时的焦虑。

◎讨论问题

▲哪种类型的标题最让你焦虑？

▲了解消息来源的可靠性，如何帮助你缓解焦虑？

▲当你在努力了解国内外新闻时，你可以做些什么？

◎专业建议

★考虑让青少年简要解释所选的标题。

★每条新闻，无论大小，都有可能引发焦虑。

★集思广益周边发生了哪些时事，讨论其中青少年能控制和不能控制的事情。

担忧或焦虑？

定义和评估每天的担忧，防止它们助长焦虑

级别 2

焦虑是如何影响我的

所需物品：笔和纸。

持续时长：15~25 分钟。

最佳人数：1 人。

◎引导活动

1. 让青少年定义"担忧"和"焦虑"。

2. 让他们列举担忧的例子。讨论：担忧是正常的，但也可能导致焦虑。

3. 给青少年几分钟时间来反思他们每天的担忧，然后列出 10 个。

4. 让他们用 1~10 分给这些担忧打分（10 分是最让人焦虑的）。

5. 回顾担忧的评分，并讨论：这些担忧是青少年生活的正常部分，还是会阻碍他们享受生活？

6. 讨论：如何处理更加强烈的担忧，以让自己感觉更轻松？

7. 让青少年应用积极的自我对话或应对策略，在每一个担忧旁边写出一个具体的方法来应对它。

◎讨论问题

▲你最常担心的事情是什么？为什么会发生这种情况？

▲在讨论了这些担忧之后，你是否想修改之前对某些担忧的评分？

▲定义和评估担忧如何有助于减少焦虑？

◎专业建议

★承认所有的担忧都是有意义的。

★让青少年解释每个评分的原因。

★如果时间允许，让青少年确定哪些担忧与他们无法控制的事情有关。

焦虑反射

说明焦虑的想法如何导致强迫行为   所需物品：笔和纸。

级别 2   持续时长：20~25 分钟。

焦虑是如何影响我的   最佳人数：2~8 人。

◎引导活动

1. 讨论：强迫行为，或者由某个特定的想法或情绪触发而反复进行的行为。

2. 让青少年举例说明一个想法是如何像条件反射一样导致某些行为的。

3. 讨论：焦虑的想法是如何导致强迫行为的？指出理解这种模式可以阻止消极思想和行为的循环。

4. 给每个青少年一个机会来说明"心理反射"。让青少年把焦虑的想法写在一张纸上，当他们读出自己想法的同时触摸这张纸，想象它是灼热的。当他们把手拿开时，让他们说一种与这个想法相关的强迫行为。

5. 讨论每个人的经历，并在本章中跟进级别 3 的活动，以帮助青少年找到减少焦虑的方法。

◎讨论问题

▲探讨焦虑的想法迅速涌现的某个时刻，它涌现的速度快得就像从热锅里抽出你的手一样。

▲对思想会触发某些行为的理解，如何帮助你更有效地应对焦虑？

◎专业建议

★如果有一块白板，引导者可以写下青少年提供的焦虑想法或强迫行为的例子。这是一个很好的视觉辅助工具。

★为了让这个活动更有趣，引导者可以让一个组员说焦虑的想法，让另一个组员说可能发生的强迫行为。

焦虑是如何影响我的？

理解我们对焦虑的反应　　　　所需物品：骰子、白板和白板笔。
级别 2　　　　　　　　　　持续时长：20~25 分钟。
焦虑是如何影响我的　　　　　最佳人数：3~6 人。

◎引导活动

1. 讨论：焦虑如何影响我们生活的各个方面？

2. 在白板上写下：①想法；②情感的；③躯体的；④行为的；⑤关系；⑥社会互动。

3. 让青少年用自己的话描述这些类别的含义。

4. 每个青少年都有几次掷骰子的机会，然后根据他们掷出的数字，解释焦虑是如何影响他们生活的相应领域的。例如，如果掷出 3，他们会谈一谈焦虑导致的躯体反应，如胸闷或呼吸浅快。

5. 让每个青少年轮流掷骰子，讨论焦虑的影响。

6. 总结并讨论小组的观点。

◎讨论问题

▲我们对焦虑的典型反应有哪些？

▲哪些答案让你感到惊讶？你经历最多的是哪方面的影响？

▲了解人们对焦虑的反应，如何帮助你在将来更好地应对焦虑？

◎专业建议

★如果没有骰子，把类别写在纸上，让青少年选择。

★如果一个组员对谈论其中一个类别有困难，可以让另一个组员提供意见。

★换个思路，提供一个场景，比如"担心成绩"，然后掷骰子来进行这个活动。

当担忧阻碍你时

探索焦虑如何阻止我们追求我们
真正想要的东西

级别 2

焦虑是如何影响我的

所需物品：纸、笔和胶布。

持续时长：20~30 分钟。

最佳人数：2~6 人。

◎引导活动

1. 讨论：那些没有得到解决的小担忧如何助长焦虑，从而阻碍人们实现目标，使人们无法在生活中前进？

2. 让青少年举例：哪些小担忧可能转化为焦虑？

3. 两人一组，每组将制作一个纸塔，象征阻碍他们实现个人目标的担忧。

4. 根据步骤 2 头脑风暴的结果，为每组分配一个焦虑的来源。然后给出以下活动说明：

· 使用 5~7 个圆柱形纸筒来创建塔基。

· 在每个纸筒上，写下与焦虑相关的小担忧。

· 在塔基上放一张平坦的纸，并在上面放 3 个圆柱形纸筒。在这 3 个纸筒上，写下焦虑的症状或由下层所写的担忧导致的行为。

· 在第二层纸筒上方再放一张纸。然后再做 1 个圆筒，代表着你对自己的焦虑必须做出的决定。

5. 让每一组解释他们的纸塔和他们在创作时学到的东西。

◎讨论问题

▲你的哪些小担忧会随着时间的推移而累积？

▲在建造这座纸塔时，你遇到了哪些挑战？

▲在小担忧出现时就处理它们，如何让你更容易实现个人目标？

◎专业建议

★为了让这一活动更加容易，可以用空厕纸筒做圆筒。

★搭建更高的纸塔，增加活动难度。

焦虑棋盘游戏

创造一款棋盘游戏来讨论担忧
级别2
焦虑是如何影响我的

所需物品：海报板、记号笔、笔、骰子、可作为游戏棋子使用的简单物品。

持续时长：20~40分钟。

最佳人数：2~10人。

◎引导活动

1. 把青少年分成若干小组。让他们制作一款棋盘游戏，以深入讨论应对焦虑的积极和消极方法。向青少年解释：

·游戏从开始到结束的路径应该包含15~20格。

·一半的格子标为正数(1到3)，附带积极的自我对话或应对策略。

·另一半格子标为负数(-1到-3)，附带消极的应对策略。

2. 让小组间交换做好的棋盘，并按照以下规则进行游戏：

· 每个玩家选择一个棋子并轮流掷骰子，移动至相应的格子。

·玩家讨论格子上写的内容，以及它附带的应对策略为什么会让他们前进或后退。

·然后按照格子里标定的数字向前或向后移动。

·第一个到达终点的玩家获胜。

◎讨论问题

▲描述一下你制作棋盘游戏时的感觉。它让你对焦虑有哪些思考？

▲你注意到同伴的棋盘上有什么有趣的格子吗？

◎专业建议

★创造其他类型的格子，如"失去一次掷骰子机会"或"再掷一次"，增加游戏的趣味性。确保他们在这些格子里加上相关的焦虑反应。

★将本次活动分为两个环节：自己制作游戏棋盘和玩其他小组的棋盘。

高山冥想

使用引导性冥想来回顾过去的焦虑想法   所需物品：无需物品。

级别 3   持续时长：15~20 分钟。

应对焦虑的方法   最佳人数：1~5 人。

◎引导活动

1. 讨论焦虑是如何像其他想法或情绪一样掠过我们内心的。虽然一时会不舒服，但最终会消退。

2. 让青少年以舒适的姿势坐着或站着，闭上眼睛，指导他们进行以下冥想：

· 你是一座山，高大，强壮，深深地扎根于泥土中。

· 春天来了，暴风雨也随之而来。暴风雨虽然猛烈，但终究会过去，就如同你焦虑的思绪一般。

· 现在，夏天到了。高温让人觉得不舒服，但你的内心仍保持凉爽。

· 秋天带来了改变。树上的叶子变成了美丽的颜色。你可能会对这些变化感到焦虑，但你很坚强。

· 冬天带来寒冷和黑暗。但即使在最寒冷的夜晚，你依然坚强地耸立着。你知道，一切终将会过去。

· 随着季节的流逝，你周围的一切都在改变，但你的力量让你能一直深扎于泥土中，有能力应对任何出现在你面前的事情。你是一座山，你有强大的力量。

3. 让青少年做几次深呼吸，然后让思绪重新回到房间。

◎讨论问题

▲这个练习是否帮助你改变了对焦虑的看法？如何改变的？

▲当你了解焦虑只是暂时的，你如何在困难时期保持坚强？

◎专业建议

★在练习过程中尽量消除任何干扰。

★每次指导之后，要停顿足够长的时间，让青少年能够安静地思考。

回应恐惧

对回应恐惧的积极方法进行头脑风暴

级别 3

应对焦虑的方法

所需物品：开放的空间。

持续时长：20~25 分钟。

最佳人数：4~10 人。

◎引导活动

1. 对引起焦虑的想法和情况进行头脑风暴。

2. 讨论：使用积极的自我对话或应对策略来回应恐惧，可以怎样帮助我们缓解焦虑？

3. 让小组成员在房间的一侧站成一排。让其中一名青少年站在其他人前面约 3 米的地方，分享一个引发他焦虑的想法或情况。

4. 让其他青少年各自提出一些积极的自我对话或应对策略，并让前面的青少年选择他最喜欢的和第二喜欢的提议。

5. 提议被选为最喜欢的答案的青少年向前走三步。被选为第二喜欢的向前走一步。

6. 在前面的青少年继续分享引起焦虑的想法和情况，直到队列中的一个青少年赶上来。

7. 让获胜的青少年站在其他人前面，重复这个活动。

8. 讨论活动期间获得的想法和见解。

◎讨论问题

▲你从这次活动中学到哪些关键的见解？

▲学会回应恐惧，如何帮你控制焦虑？

◎专业建议

★为那些绞尽脑汁没有想法的青少年，提供一份能引发焦虑想法或情境的清单。

★提醒青少年，"最好"的提议是主观的，取决于站在前面的人。

★讨论：这个青少年为什么认为这个提议是最好的？

回应，而非被动反应

回应焦虑，而不是被动反应
级别 3
应对焦虑的方法

所需物品：开放的空间、用于标记空间的路障或其他物品。
持续时长：20~25 分钟。
最佳人数：4~8 人。

◎引导活动

1. 讨论：焦虑是如何导致思维加速，让人难以清晰思考的？向青少年解释，暂停几分钟有助于我们对焦虑做出回应，而不是仅仅做出被动反应。

2. 清除房间内所有潜在的有绊倒危险的物品。设置两个路障，间隔 3~4.5 米。让青少年站在离路障 1.5 米远的地方。

3. 让大家选择一个引发焦虑的想法或情境。

4. 从青少年中选一个志愿者，让志愿者从一个路障慢跑到下一个路障，大声地说出这个想法或情景。与此同时，让其他人想想慢跑者可以用来回应这种想法或情境的积极方式。

5. 当有人想出答案时，让他们大喊："停……呼吸……呼吸。"告诉慢跑者停下来做深呼吸。

6. 让想出答案的青少年分享他的建议，并询问慢跑者的意见。

7. 如果慢跑者喜欢这个想法，让提出这个想法的人成为慢跑者；否则，重复游戏，直到最初的慢跑者同意某人的建议。

◎讨论问题

▲有时候，你的焦虑如何让你难以理性思考？
▲停顿、反思和回应如何帮你控制焦虑？

◎专业建议

★如果慢跑者不赞成某人的建议，让他先解释原因，然后继续慢跑。
★试试其他的动作，比如运球或者把气球举在空中走路，让游戏更具吸引力。

我的安全空间

把安静的思考和日记结合起来，
形成一个安全空间
级别 3
应对焦虑的方法

所需物品：笔和纸。
持续时长：20~25 分钟。
最佳人数：1~4 人。

◎引导活动

1. 讨论：焦虑如何让我们感到不舒服和不安全？

2. 向青少年解释，这项活动旨在帮助他们创造一个身心安全的地方。

3. 给青少年几分钟时间，让他们想象一个理想的安全空间。

4. 当他们思考时，促使他们尽可能生动地想象这个地方。例如："你看到周围有什么东西？""有音乐或大自然的声音吗？"

5. 让他们记录下自己的想象内容，尽可能包括更多的细节。

6. 让他们列出 3 件可以做的事情来创造一个安全的物理空间。例如，确保有舒缓的音乐。

7. 如果青少年不介意的话，鼓励他们分享自己安全空间的细节。

8. 讨论：在焦虑时想象自己回归到安全空间，如何让身心平静下来？

◎讨论问题

▲你最喜欢你安全空间的什么部分？

▲你如何在现实生活中创造一个安全空间？

▲你觉得想象回归到安全空间有助于减轻焦虑吗？是如何减轻的？

◎专业建议

★鼓励青少年在想象时涵盖尽可能多的细节。

★对于那些不想用文字记录的人，可以让他们画一幅安全空间的图画。

★让青少年根据自己的意愿，选择性地分享自己安全空间的细节。

应对焦虑的计划

头脑风暴，想出管理焦虑的具体方法	所需物品：笔和纸。
级别 3	持续时长：20~25 分钟。
应对焦虑的方法	最佳人数：1~4 人。

◎引导活动

1. 讨论：制订针对焦虑的具体计划，如何帮助人们更容易地做出正确选择？

2. 向青少年解释，好的应对计划应包括处理焦虑的可行方法。

3. 让青少年在纸的顶部列出至少 5 个会引发焦虑的人、地方或事情。

4. 在他们列的焦虑诱因下面，列出至少 3 种他们觉得有助于管理焦虑的一般性应对策略。

5. 让他们在纸的另一面写下自己的应对计划。要用至少 5 个以"我"开头的陈述，说出他们的焦虑，并说明他们计划如何应对它。例如："当我感到孤独和焦虑时，我会给我最好的朋友打电话，聊一聊我这一天的经历。"

6. 讨论在这次活动中的收获和见解。

◎讨论问题

▲描述当你感到焦虑却不知该怎么办的经历。

▲为什么针对焦虑制定具体的应对策略很重要？

▲制订应对计划是如何帮助你正确看待自己的焦虑的？

◎专业建议

★这是一项高度个性化的活动，所以参与者少一点的话，效果会更好。对于此前参加过焦虑相关活动的青少年来说，此活动也会更有效。

★确保青少年在每个以"我"开头的陈述中，提供具体可行的应对策略。

★在应对计划的末尾，加上遵守该计划的奖励条款。例如："当我使用我列出的应对策略时，我可以用……来奖励自己。"

第七章　抑　郁

　　抑郁是一种以强烈或持续的悲伤感为特征的心境障碍。虽然每个人在人生中都有悲伤的经历，但抑郁会持续存在，并且影响日常生活。

　　青少年与抑郁作斗争时，并不是简单地感到沮丧或不愿意振作起来。抑郁是一种严重的心理健康状况，通常需要长期治疗，包括药物治疗和心理咨询。本章中的体验式活动旨在加强而非取代心理咨询。这些活动能帮助青少年了解抑郁，并提升应对技巧。

　　本章有三个级别的活动。

　　级别1，快速提升情绪：帮助青少年转变他们的情绪和心态。

　　级别2，了解抑郁：帮助青少年意识到抑郁如何影响他们的生活，以及如何抵消这些影响

　　级别3，在日常生活中管理抑郁：给出实用的提示和建议，以帮助抑郁的青少年管理自己思想、情绪和身体症状。

我们彼此相连

更多地感受与他人的联系
级别 1
快速提升情绪

所需物品：球。
持续时长：15~20 分钟。
最佳人数：4~10 人。

◎引导活动

1. 讨论：越了解他人，越能让我们找到彼此的共同点。与他人保持联系，可以减少孤独感。

2. 让大家围成一个圈。相邻的两个人至少间隔两个肩宽。

3. 把球递给一个青少年，让他说出最喜欢的爱好，比如："我喜欢网球。"

4. 然后让他把球抛给另一个人。

5. 让接住球的那个人说出与第一个陈述相关的内容。例如："我也喜欢网球，但我更喜欢棒球。"

6. 如果时间充裕，继续这项活动。

◎讨论问题

▲今天你对小组中的其他成员有什么了解？

▲说出你在这个活动中建立的新的联系。

▲通过发现你和同伴更多的共同点，怎样帮助你管理抑郁？

◎专业建议

★如果青少年找不到与上一个人陈述的共同点，他们只用承认这一点，并添加自己的陈述即可。例如："我从未真正尝试过绘画，但我确实喜欢在大自然中消磨时光。"

★鼓励青少年对之前的陈述进行扩展。例如："我也喜欢玩电子游戏。事实上，我最喜欢的电子游戏类型是……"

★可以引入其他话题来延长游戏时间，如说出最喜欢的食物或童年回忆。

动起来，感觉更好

通过锻炼缓解抑郁　　　　　　所需物品：开阔的场地。
级别 1　　　　　　　　　　持续时长：15~20 分钟。
快速提升情绪　　　　　　　　最佳人数：3~8 人。

◎引导活动

1. 讨论：运动是怎样通过发泄负面情绪、释放大脑中的快乐化学物质和提高自信心，来帮助缓解抑郁的？

2. 让大家自在地站着，相互间隔至少 4 个肩宽。

3. 告诉他们将要参加一个简短的、低强度的日常锻炼。

4. 请他们遵循以下步骤：

· 原地踏步 30 秒。

· 站直，双臂向上伸展，深呼吸 5 次。

· 开合跳 30 秒。

· 站直，双手举过头顶，身体向右侧倾斜，保持 25 秒；身体向左侧倾斜，重复以上动作。

· 原地踏步 30 秒。

· 左脚单脚站立 45 秒，然后换另一边。

· 原地慢跑 30 秒。

· 站直，做 5 次深呼吸，放松身体。

5. 向青少年解释，这个日常锻炼将有氧运动和瑜伽结合起来，两种运动均能有效改善我们的情绪。

◎讨论问题

▲你最喜欢什么运动？最不喜欢什么运动？

▲描述你在运动后的感受。

▲即使是短时间的锻炼，也有助于改善我们的心情。

◎专业建议

★根据小组的活动能力来调整运动的内容和持续时长。

★不必告诉他们每项运动应该做多长时间，这可能会分散他们的注意力。

跳发泄舞

用舞蹈来发泄情绪
级别 1
快速提升情绪

所需物品：开阔的场地。
持续时长：15~20 分钟。
最佳人数：4~10 人。

◎引导活动

1. 讨论：一些简单的动作(比如跺脚)如何帮助表达或发泄情绪？集思广益，列出其他一些通过运动来发泄沮丧情绪的方法。

2. 说出大家经常需要发泄的一种情绪，比如沮丧。

3. 让小组中的每个人创造一个动作来发泄这种情绪。

4. 小组成员将他们的动作整合成一套舞蹈动作。

5. 时间充裕时，对其他的情绪重复步骤 2~4。

6. 讨论参加这项活动的感受。

◎讨论问题

▲在这套动作中，你最喜欢哪个动作?

▲你在表演舞蹈时，感觉如何?

▲如何用舞蹈等动作来帮助发泄强烈的情感?

◎专业建议

★有些青少年可能不愿意在大家面前做动作。可以让他们说一句话来代替动作，并整合到舞蹈中。

★可以将成套的舞蹈动作与音乐整合，增加吸引力。

★试着将两种截然不同的情绪(例如，无聊和兴奋)整合在一套舞蹈动作中，以此探讨不同的情绪是如何并存的。

全身微笑

想象不断变化的情绪，并培养感恩之心

级别 1

快速提升情绪

所需物品：无需物品。

持续时长：15~20 分钟。

最佳人数：1~5 人。

◎引导活动

1. 告诉青少年，他们将参加一个简短的微笑想象练习。

2. 提供以下说明：

· 做几次深呼吸，可以闭上眼睛。

· 想象一些让你快乐的事情，比如最喜欢的人、物品或美好的回忆。

· 想象这个快乐的想法让你微笑。你可能会发现自己真的开始微笑了。微笑的感觉如何？

· 想象这种微笑扩散到你的全身，从头开始，然后是脖子，直到你的整个身体，都在做一个大大的微笑。

· 当你全身都在微笑时，把微笑延伸到所有让你快乐的事情上，并保持片刻。

· 现在将你的注意力转移到呼吸上。当你准备好后，睁开双眼。

◎讨论问题

▲你在这个练习中感觉如何？

▲做完这个练习后，你的思想和情绪有什么变化？

▲这样的简短练习如何打破消极思想和情绪的循环？

◎专业建议

★为了帮助青少年深度参与这个活动，在每个步骤之间稍加停顿。

★如果有人在这个练习中大笑或感到不自在，请让他们睁开眼睛并安静地坐着，直至其他人结束练习。

填满我的快乐空间

想一想怎样为我们的生活增添更多的快乐

级别 1

快速提升情绪

所需物品：纸、记号笔或彩色铅笔、旧杂志或其他可获得的合适的图片。

持续时长：20~30 分钟。

最佳人数：1~5 人。

◎引导活动

1. 讨论：身边让我们快乐的事物、人和活动如何抵消抑郁的影响？

2. 给青少年几分钟时间静静地思考让他们快乐的事情。

3. 让他们想象一个充满这些快乐事物的房间。

4. 给他们大约 10 分钟的时间，画出他们的快乐空间。

5. 让他们分享自己的快乐空间，并解释是什么填满了他们的快乐空间。

◎讨论问题

▲在你的快乐空间里，你最喜欢的东西是什么？

▲其他人对他们的快乐空间有什么好的想法？

▲获得让你快乐的事物，如何帮助你缓解抑郁症状？

◎专业建议

★鼓励青少年从多个方面思考让他们快乐的事物，例如，宠物，和朋友打牌，或美丽的自然风光。

★让他们发挥创造力，以他们希望的方式完成艺术作品，例如，表达快乐的文字或贴画。

★询问他们在自己的快乐空间里画了什么，以及他们希望拥有什么东西。

蒙眼自画像

练习自我接纳　　　所需物品：眼罩或其他遮盖眼睛的东西、铅笔和纸。
级别 2　　　　　持续时长：15~20 分钟。
了解抑郁　　　　　最佳人数：1~6 人。

◎引导活动

1. 让青少年定义什么是"自画像"，及其经常传达的个体相关信息，如个性和身体特征。

2. 给他们 5 分钟的时间，让他们蒙上眼睛画自画像，并讨论期间可能出现的挑战。

3. 向青少年解释，自画像可以包括业余爱好、积极的品质以及他们希望分享的任何信息。

4. 完成自画像后，让他们摘下眼罩，欣赏并分享自己的作品。

5. 让他们讨论对自己自画像的感受，以及眼罩是如何增加活动难度的。谈一谈逆境会如何阻碍我们创造理想的生活。

6. 讨论：自我接纳，尤其是在困难时期，怎样帮助我们缓解消极情绪？

◎讨论问题

▲你的自画像是否与你预期的不同？哪里不同？

▲谈一谈当你的计划受阻的某个时刻。

▲自我接纳如何帮助你适应生活，尤其当你身处逆境时？

◎专业建议

★如果青少年们不愿意被蒙上眼睛，可以用其他方法来遮挡他们的视线。

★在画画之前，可以让青少年动脑筋想想自己的优秀品质，以帮助他们集中注意力。

★由于许多自画像不会以个人预期的形式出现，因此在分享肖像时，小组成员应保持尊重，并互相支持。

远离你的想法

用散步来打破消极的思维模式　　　所需物品：无需物品。

级别 2　　　　　　　　　　　持续时长：15~20 分钟。

了解抑郁　　　　　　　　　　　最佳人数：1~6 人

前期准备：在室内或室外找一个足够大、可供青少年四处走动的地方。

◎引导活动

1. 讨论：抑郁患者是怎样陷入反复思考的循环中的？向青少年解释，一些简单的活动，比如散步，就有助于打破这种循环。

2. 给青少年 5~10 分钟的时间，让他们四处走走，看看周围有什么。当他们发现自己被消极思想或情绪困扰时，可以回想走路时看到的东西。

3. 散步后，让青少年分享自己的想法和感受。

◎讨论问题

▲你在散步时的感觉如何？

▲描述当你产生难以释怀的消极思想或情绪的某一时刻。

▲将散步融入日常生活，如何帮助你重新集中注意力？

◎专业建议

★列出青少年在散步时可以寻找的东西，以帮助他们集中注意力。

★如果在室内开展活动，可以在房间里放置有趣的物品，并让他们在散步时说出物品的名字。

★鼓励青少年在活动中不要与人交流，因为独自散步时更容易专注。

我的社区，我的资源

绘制当地帮助抑郁患者的资源图　　　所需物品：纸、彩色铅笔和记号笔。
级别 2　　　　　　　　　　　　持续时长：20~30 分钟。
了解抑郁症　　　　　　　　　　　最佳人数：1~5 人。

◎引导活动

1. 讨论使青少年感到抑郁和孤独的时刻。

2. 讨论他们在与抑郁作斗争时可以使用的资源。

3. 让青少年们花几分钟时间来思考他们在沮丧时可以找的人或去的地方。必要时给予提示，如："当你需要聊聊你的情绪时，你信任谁？"

4. 让他们制作一个地图，标出有助于他们管理抑郁的安全的、可信赖的人和地点。

5. 鼓励他们在地图上画出尽可能多的安全地标，并列出每个地标有帮助的原因。例如："去当地的公园走走，可以帮助我减少孤独感。"

6. 分享并讨论这些地图。

◎讨论问题

▲当感到郁闷时，你最信任的资源有哪些？为什么？

▲当你感到郁闷时，有哪些地点是你方便去的呢？

▲拥有一份资源清单，如何让你更愿意寻求帮助？

◎专业建议

★用最初头脑风暴产生的想法来帮助青少年明确安全地标。

★让他们用颜色来标记地标。例如，用橙色标记让他们感到快乐的地方，用蓝色标记帮助他们平静下来的地方。

★如果他们在绘制地图时有困难，可以用"如果……那么……"的语句来代替。例如："如果我对我的家庭状况感到不知所措，那么我可以向我最好的朋友寻求支持。"

拥有感恩之心

培养感恩之心　　　　所需物品：骰子、白板、记号笔、感恩类别清单。

级别2　　　　　　持续时长：15~25分钟。

了解抑郁　　　　　　最佳人数：3~8人。

前期准备：列出一份让青少年感恩的类别清单，例如健康、家庭、特殊的
　　　　　　才能或友谊，并将它们写在白板上。

◎引导活动

1. 让大家给出"感恩"的定义，并列举出他们感恩的事情。向青少年解释，感恩能帮助我们关注生活中更积极的方面，从而缓解抑郁症状。

2. 让青少年围坐在桌子旁。解释感恩游戏的规则：

· 每个玩家轮流掷骰子，并根据掷出的数字列出他们感恩的事情。例如，如果你掷出"5"，则列出5件事。

· 玩家从白板上列出的类别中选择一个，并分享该类别下他们所感恩的事物。

· 每个玩家从列表中选择一个不同的类别，并分享。

◎讨论问题

▲在哪一类别中最难找到让你感恩的事情？为什么？

▲有哪些让你感到惊讶或引起你思考的答案？

▲每天花时间去感恩可以怎样帮助你改善人生观？

◎专业建议

★如果青少年难以说出某个类别下让他们感恩的事物，可以分享让他们感恩的一般事物。

★可以用卡片代表不同的类别，让青少年在每次投掷骰子前随机抽取一张卡片。

★为了让游戏更具挑战性，让青少年在每轮游戏时想出自己的感恩类别。

快速的联系

感受与同龄人更多的联系　　　所需物品：乒乓球或弹力球。

级别 2　　　　　　　　　　持续时长：20~30 分钟。

了解抑郁　　　　　　　　　　最佳人数：4~12 人(最好是偶数)。

前期准备：把球成对编号(两个 1 号，两个 2 号……)，确保所有的参与者
　　　　　都有足够的球。

◎引导活动

1. 让大家在房间的一侧排好队。把所有的球扔在房间的另一侧。

2. 让每个人去拿一个球。

3. 让他们根据球的号码配对。

4. 指导他们花 1~2 分钟时间，发现关于队友的 3 件事。

5. 让每一对青少年讨论他们的共同点。

6. 重复这个过程，让每个人有机会与不同的人配对。

7. 讨论小组的经历。

◎讨论问题

▲说出你今天从另一个人身上学到的东西。

▲发现与同龄人的相似之处，你感觉如何？

▲与他人建立联系，怎样减轻抑郁症患者的孤独感？

◎专业建议

★如果没有球，可以用扑克牌或有编号的卡片代替。

★增加每个组必须想出的相似之处的数量，使游戏更具挑战性。

开始对话

练习与你信任的人谈论问题　　所需物品：便签纸。
级别3　　　　　　　　　　　持续时长：20~25分钟。
在日常生活中管理抑郁　　　　　最佳人数：2~8人。

◎引导活动

1. 讨论：与信赖的人谈论遭遇困难时的感受，能怎样帮助自己与抑郁作斗争。让青少年举例说明。

2. 给每个人两张便签纸。让他们在一张纸上写一个他们觉得很难谈论的话题。在另一张纸上写下他们可以放心倾诉的、信赖的人（例如：篮球教练或最好的朋友）。向他们保证便签纸是匿名的。收集两类便签纸，并混在一起。

3. 让青少年两人一组。小组成员分别在两摞便签纸中选择一张。

4. 根据他们选择的主题或人物，给两人几分钟时间进行角色扮演。

5. 讨论小组的进展和发现。

◎讨论问题

▲当你感到郁闷时，寻求帮助对你来说有多难？为什么？

▲在角色扮演过程中，你的搭档是如何向他人寻求支持的？

▲拥有一个由信赖的人组成的支持系统，如何帮助你管理抑郁？

◎专业建议

★鼓励青少年在对话中丰富细节，使角色扮演尽可能真实。

★这项活动最适合已经有一定默契的青少年群体。

★暂停角色扮演，强调向他人寻求帮助的正面例子，例如：询问他们是否有时间交谈；去一个安全、隐秘的地方交谈；或者说出他们此刻需要额外的支持。

我的闲暇时间表

评估青少年们如何利用
闲暇时间
级别 3
在日常生活中管理抑郁

所需物品：白板、记号笔、纸、荧光笔、
彩色铅笔。
持续时长：25~35 分钟。
最佳人数：1~6 人。

◎引导活动

1. 讨论：我们在闲暇时间参与的休闲活动，如何对我们的身心健康（包括抑郁）产生重大影响？

2. 为确保青少年理解"休闲活动"这个概念，让青少年举例。想一想有哪些类型的休闲活动，如体育活动、看电视、打游戏等，并把它们写在白板上。

3. 让他们回顾上个周末，按小时记录自己除睡觉之外做的所有事情，并按类别给这些活动标上颜色。

4. 鼓励他们分享自己的回忆。

5. 讨论：休闲活动如何帮助我们实现身心健康？

6. 让他们为下个周末制订一个休闲计划，涵盖各种类别的休闲活动。

◎讨论问题

▲你最喜欢如何打发闲暇时间？

▲你认为哪些活动最有助于管理抑郁？

▲你是否准备好并愿意坚持你新的休闲计划？为什么？

◎专业建议

★如果青少年评判其他人的回忆，特别是他们与抑郁斗争的内容时，请进行干预。

★对休闲活动类别进行头脑风暴后，引导者选择希望在青少年的计划表中强调的具体类别，如体育活动、社交活动、创意活动和放松活动。

自我照顾的头脑风暴

探讨缓解抑郁的自我照顾策略

级别 3

在日常生活中管理抑郁

所需物品：铅笔和纸。

持续时长：20~25 分钟。

最佳人数：1~4 人。

◎引导活动

1. 将"自我照顾"定义为：人们有意识地照顾自己的精神、情感和身体健康的活动。让青少年举例子。向他们解释，可以通过许多方法进行自我照顾。

2. 介绍自我照顾的 6 个方面：躯体的、心理的、专业/教育的、个人的、精神的和情感的。请青少年定义每个类别并举例。

3. 让他们把一张纸分成 6 个部分，每个部分代表一个类别。

4. 给他们 1~2 分钟时间思考，针对每个类别，写下自我照顾的想法。

5. 让他们在最能引起共鸣的自我照顾的想法旁贴上星星。

6. 分享自我照顾的想法并讨论。

◎讨论问题

▲你最喜欢的自我照顾的方法是什么？

▲你最难想出哪些类别下的自我照顾方法？

▲自我照顾对管理抑郁有何帮助？

◎专业建议

★若小组人数较多，可以在房间里挂出每个自我照顾类别的海报纸。让青少年轮流将他们的想法写在每个类别的纸上。

★在进行头脑风暴之前，确保他们理解不同的自我照顾类别。

★如果有必要，让他们看看自己的成果，并谈一谈积极的自我照顾以及它如何帮助减轻抑郁症状。

障碍训练

通过简单的体育锻炼来帮助缓解抑郁
级别 3
在日常生活中管理抑郁
前期准备：找到一个足够大的可供青少年锻炼的室内或室外的场地。

所需物品：纸和胶带。
持续时长：20~30 分钟。
最佳人数：4~10 人。

◎引导活动

　　1. 让小组成员讨论他们最喜欢的体育活动以及参与这些活动后的感受。

　　2. 向青少年解释，体育活动可以通过释放大脑中的快乐化学物质和减轻压力，来帮助减轻抑郁症状。

　　3. 让每位青少年向大家展示一项能帮助他们感觉更好的体育活动。

　　4. 创建一个包含上述所有体育活动的障碍赛/接力赛。在运动区域周围设置有书面指示的站点，把说明贴在墙上或地上。

　　5. 将青少年分成若干小组。

　　6. 让小组的每个成员完成训练后做标记，另一个团队成员进行下一项。

　　7. 继续活动，直到每个人都完成训练。

◎讨论问题

　　▲你喜欢哪一项体育活动？哪一项是最具挑战性的？

　　▲列举出将更多体育活动融入日常生活的方法，以帮助缓解抑郁。

◎专业建议

　　★如果青少年想展示某项体育活动，但现场没有准备所需的体育用品，可以让他们现场模拟演示一下。

　　★可以把大家没有提到的活动也加入障碍赛/接力赛中，比如一个简单的瑜伽姿势。

　　★确保活动在每个人的能力范围内。

使用我的才能

认识到帮助他人的好处

级别 3

在日常生活中管理抑郁

所需物品：纸、彩色铅笔或记号笔。

持续时长：20~30 分钟。

最佳人数：1~6 人。

◎引导活动

1. 讨论：帮助他人能如何提高自信和自我价值，并改善抑郁症状？

2. 谈一谈青少年如何用他们独特的才能来帮助他人。

3. 让青少年用 5~10 分钟的时间做一个能突出他们独特才能的广告。必要时，引导者可以先举一些例子。让青少年分享自己独特才能的广告，并解释他们的才能是如何帮助到他人的。

4. 讨论不同的志愿服务想法和机会，例如做义工或去养老院帮忙。

5. 让他们在广告的背面，列出可以帮助他人的 3 种具体的方法。

6. 给他们机会分享他们打算如何帮助他人。

◎讨论问题

▲你认为你的哪项才能最能帮到他人？

▲帮助他人后，你感觉如何？

▲你认为像帮助别人这样的无私行为，对缓解抑郁有何帮助？

◎专业建议

★在制作广告时给予提示，如："我的名字是……以下是我能帮上忙的：……"

★为青少年提供一份社区志愿服务清单，让他们有机会参与并探索。

★基于青少年在广告背面列出的助人清单，帮助他们制定 3 个可操作的步骤，开始帮助他人，例如：检查自己的日程安排是否有空，联系志愿服务的组织者，或参加志愿者培训。

第八章 霸 凌

　　霸凌通常是指霸凌者针对弱势的人采取的攻击行为。可以是面对面发生霸凌，也可以是网络霸凌，霸凌主要包括骚扰、辱骂、跟踪、恐吓和身体攻击等行为。目前，许多青少年尚不具备独自处理霸凌的能力和沟通技巧。

　　青少年往往会寻求同伴的认可和接纳，在这一过程中特别容易遭遇霸凌。霸凌者会毁坏青少年为建立归属感和自尊所做的一切。本章的活动能让青少年认识什么是霸凌，以及如何减少或消除它带来的消极影响。

　　本章的活动分为三个级别：

　　级别1，了解霸凌：让青少年了解霸凌行为和什么是霸凌。

　　级别2，应对霸凌：为青少年提供处理霸凌的可行方法。

　　级别3，防止霸凌：关注青少年可采取的防止被霸凌的方法。

什么是霸凌者？

深入了解青少年对霸凌的看法

级别 1

了解霸凌

所需物品：铅笔、纸、白板和记号笔。

持续时长：20~25 分钟。

最佳人数：2~8 人。

◎引导活动

1. 请青少年给出自己对"霸凌"的定义。

2. 讨论霸凌的常见行为。

3. 给青少年 7~10 分钟的时间来创作一个霸凌者形象，类似于"通缉令"海报，应该列出典型的霸凌行为，霸凌者与谁互动，霸凌对象是谁，以及霸凌的动机。

4. 让青少年展示自己创作的霸凌者形象。

5. 讨论大家的发现。

◎讨论问题

▲霸凌者最常见的特征是什么？

▲你创作的霸凌者形象与其他人创作的有何不同？

▲识别霸凌行为，如何帮助你避免成为攻击目标？

◎专业建议

★青少年只需根据他们的经验和霸凌相关知识来创建画像，而不必考虑特定的人。

★如果时间充裕，请他们创建两个霸凌者的形象：一个典型的霸凌者和一个网络霸凌者。

★为了帮助青少年了解不同类型的霸凌，花一些时间去讨论不同背景下发生的霸凌行为。

霸凌的类型

讨论和评估霸凌的不同类型

级别 1

了解霸凌

所需物品：铅笔、纸、白板和记号笔。

持续时长：20~25 分钟。

最佳人数：2~8 人。

◎引导活动

1. 让小组成员描述他们最熟悉的霸凌类型。

2. 进行头脑风暴，讨论霸凌的多种形式。将霸凌的类型列在白板的一侧。

3. 若小组讨论时未提及以下霸凌的类型，如网络霸凌、侮辱、骚扰、戏弄、制造冲突、辱骂、孤立某人、散布谣言、威胁、恶作剧、恐吓、仇恨言论、殴打和胁迫等，则将它们补充在白板上。

4. 让青少年从白板上列出的霸凌类型中，挑出他们认为最有害的 5种，并写在自己的纸片上。

5. 依次读出白板上所列的所有霸凌类型，如果这种类型在青少年刚刚自己列出的 5 种名单上，则让他们举手示意。记录每种霸凌类型的得票数。

6. 讨论小组的发现。

◎讨论问题

▲你曾经遇到或目睹的最常见的霸凌形式是什么？

▲本次活动中讨论的哪些霸凌类型让你感到惊讶？为什么？

▲了解霸凌的类型，能让你对霸凌行为更有抵抗力。

◎专业建议

★如果时间充裕，考虑让青少年通过角色扮演的方式，表现各种类型的霸凌，从而阐明它们的不同之处。

★讨论：所有形式的霸凌，即使那些被认为很轻微的霸凌行为，都可能对他人产生负面影响。

★让每个青少年阐述他们认为最有害的霸凌形式。

比霸凌更严重

帮助青少年改变他们对霸凌的看法

级别 1

了解霸凌

所需用物：超轻黏土或橡皮泥。

持续时长：20~30 分钟。

最佳人数：1~6 人。

◎引导活动

1. 让青少年回想他们遭遇或目睹霸凌的场景。

2. 让他们使用黏土或橡皮泥重现这个场景，展示霸凌者如何看待青少年以及青少年如何看待霸凌者。

3. 向青少年解释，他们创作的雕塑不需要写实，只需要象征性地展示霸凌时的互动。

4. 分享和讨论青少年的创作。

5. 讨论：练习自信，并通过我们的姿势来投射自信，能减少霸凌行为的影响。举例说明自信的姿势。

6. 维持霸凌者的黏土人偶不变，指导青少年重新制作遭受霸凌的人偶，使其应对霸凌时显得更自信和坚韧。

7. 讨论大家的创作。

◎讨论问题

▲你创作的第一个场景与第二个场景有何不同？

▲对你而言，自信是什么样的？

▲你可以通过哪些方式练习自信的肢体语言，以应对霸凌行为？

◎专业建议

★如果没有黏土或橡皮泥，青少年可以通过画画甚至表演的方式来重现霸凌场景。

★引导青少年创作他们的第一个黏土场景。例如："你如何描绘霸凌者和被霸凌者的肢体语言？"

★某些类型的霸凌可能较难分辨。如果青少年在创作某个场景时遇到困难，建议他们选取一个更容易创作的常见场景。

网络霸凌的屏幕截图

了解什么是网络霸凌	所需物品：铅笔、纸、彩色铅笔或记号笔。
级别 1	持续时长：20~25 分钟。
了解霸凌	最佳人数：1~6 人。

◎引导活动

1. 讨论不同类型的霸凌，并让青少年举例。

2. 介绍网络霸凌，即谁实施网络霸凌，它看起来是怎样的，等等。

3. 接下来，讨论网络霸凌对人们的影响，例如使人感到被暴露、弱势、羞辱和不满。

4. 让青少年画一张"屏幕截图"来说明典型的网络霸凌。

5. 让每个青少年展示他们的"屏幕截图"，并谈谈他们为什么认为这是网络霸凌。

6. 讨论小组的发现。

◎讨论问题

▲你今天看到了哪些令人关注的网络霸凌的例子？

▲网络霸凌如何对个人造成伤害？

▲了解网络霸凌，如何避免你在将来成为被攻击的目标？

◎专业建议

★如果时间充裕，让青少年制作更多的"屏幕截图"。

★帮助青少年广泛了解网络霸凌，将网络霸凌分类，例如分为骚扰、辱骂、仇恨言论等。

★如果时间充裕，讨论每个"屏幕截图"对个人的影响。

伤人的话

识别伤害性言论，并讨论如何忽略它们

级别 1

了解霸凌

所需物品：白板和记号笔。

持续时长：20~25 分钟。

最佳人数：2~8 人。

◎引导活动

1. 列出霸凌者对待他人的一些方式。

2. 讨论言语是如何伤害人的。让青少年说出霸凌者可能使用的伤人的话，并把它们写在白板上。

3. 谈一谈这些伤人的话是如何对我们产生负面影响的。

4. 讨论忽略伤害性言论的方法，例如避开霸凌者，走开，提醒自己这不是你的错，和朋友一起走，等等。

5. 让青少年谈一谈他们过去是如何对待那些言语霸凌者的。

◎讨论问题

▲你为什么认为言语对人有如此大的影响？

▲谈一谈你目睹或遇到某人使用一些伤人的话的场景。

▲学会忽略伤害性话语，能如何让你对这样的话语更有抵抗力？

◎专业建议

★谈论为什么某些用语比其他用语更伤人。

★如果时间充裕，让青少年通过角色扮演的方式，展示如何忽略或远离霸凌者伤人的话。

★限制在此活动期间可以使用的词语。

有主见

通过角色扮演练习自信　　　所需物品：白板和记号笔。
级别 2　　　　　　　　　持续时长：20~25 分钟。
应对霸凌　　　　　　　　　　最佳人数：4~8 人。

◎引导活动

1. 讨论：哪些特征可能使人们更容易成为霸凌目标？将它们列在白板的左侧。

2. 讨论：哪些特征不太可能使人们成为霸凌的目标？将它们列在白板的中间。

3. 将"自信"定义为在言行中表现出自信和大胆。让青少年举出自信行为的例子。

4. 如有必要，提供自信的例子。例如，与他人自信交谈，并冷静地远离试图挑衅的人。

5. 集思广益，在白板的右侧列出青少年可以对霸凌者做出的果断反应。

6. 让青少年扮演霸凌者可能试图挑衅的他们的场景。

7. 讨论：他们如何应对角色扮演中的霸凌场景？

◎讨论问题

▲自信行为的一些常见特征是什么？

▲你为什么认为霸凌者遇到自信的人会退缩？

▲当你遭遇霸凌或面临其他困难情况时，练习自信能怎样帮助你？

◎专业建议

★如果青少年在角色扮演过程中难以表现自信，可以暂停，并邀请组内其他人给予建议。

★确保青少年了解自信行为和攻击行为之间的区别。

这不是你的错

意识到遭遇霸凌不是你的错，
并更客观地看待它
级别 2
应对霸凌

所需物品：白板和记号笔。
持续时长：20~30 分钟。
最佳人数：4~10 人。

◎引导活动

1. 讨论青少年遭遇霸凌的一些常见形式，并将其列在白板上。

2. 选择一个场景，并让两名青少年表演出来。给他们几分钟来准备。

3. 谈一谈为什么这个人可能会成为霸凌的目标，霸凌者可能在面临什么样的情感和沟通问题，以及所有可能导致霸凌的情况。

4. 讨论：被欺负的人为什么没有过错？把这些理由写在白板上。

5. 在时间充裕的情况下，继续进行角色扮演和讨论。

6. 最后总结小组的见解。

◎讨论问题

▲为什么被欺负的人会认为遭受霸凌是自己的过错？

▲为什么你要考虑霸凌者可能正在经历的事情？

▲了解导致霸凌行为的因素，如何帮助你理解这不是受害者的错？

◎专业建议

★确保角色扮演时保持尊重，以避免触发某人的创伤或其他问题。

★尝试让青少年知道，霸凌者可能和被霸凌者一样痛苦。提醒他们霸凌肯定是错的，但出现霸凌行为可能是因为霸凌者不知道如何正确地沟通和表达情感。

★重申遭遇霸凌绝不是受害者的过错。

自信的姿势

练习自信的肢体语言　　　　　　所需物品：铅笔和纸。
级别 2　　　　　　　　　　　　持续时长：20~25 分钟。
应对霸凌　　　　　　　　　　　　最佳人数：1~6 人。

◎引导活动

1. 谈论肢体语言以及它可以传递的信息。举例展示不同的姿势，让青少年猜一猜每个姿势传达了什么信息。

2. 让青少年画一个不够自信的姿势，让他们标记关键的特征。

3. 请他们分享自己的画作。

4. 在纸的另一面，让他们画一个自信的姿势，并标记关键特征。

5. 让他们比较两张图，并分享他们的发现。

6. 让每个青少年走到教室前，展示他们最自信的姿势，并解释他们的肢体语言是如何传递自信的。

◎讨论问题

▲你觉得你日常的姿势是否体现了自信？为什么？

▲说出你认为非常自信的人。你为什么觉得他/她自信？

▲留心自己的肢体语言，如何让你看起来更自信？

◎专业建议

★在青少年分享不够自信的姿势画作后，如有必要，可提供自信的肢体语言的提示。

★对害羞和胆小的青少年，应给予额外的鼓励和指导。

★如果时间充裕，在活动结束时，让每个人都站起来摆出不自信的姿势，然后再让他们转变为一个自信的姿势。

走开没关系

确定离开的最好时机	所需物品：铅笔、纸、白板和记号笔。
级别 2	持续时长：25~30 分钟。
应对霸凌	最佳人数：3~6 人。

◎引导活动

1. 询问青少年他们对于简单地远离霸凌行为的感觉。

2. 讨论：自信地离开，也许是摆脱霸凌最佳选择。这样做可以让你保持冷静，同时也表明你不想浪费时间与他们打交道。谈一谈自信地走开意味着什么。

3. 给青少年 5~10 分钟的时间创作一首关于远离霸凌者的诗歌或说唱词。用一些引导语激发他们的创意，例如："我走开……没关系。"

4. 鼓励他们在创作时引用正面的例子，如被欺负时自信地走开，面对困难情绪时保持镇定。

5. 让他们分享自己的创作，将一些较好的诗句或台词写在白板上以供讨论。

◎讨论问题

▲描述你离开霸凌者或其他不愉快情景的经历。之后发生了什么？

▲你是否与一些诗歌或说唱词中的台词产生了共鸣？

▲在面临霸凌者时，走开为什么是一个有效的应对方式？

◎专业建议

★鼓励青少年在创作时尽可能地发挥创意。

★制定基本规则，例如使用适当的语言和保持尊重。

★如果青少年创作时遇到困难，可以为他们提供一两行的台词，帮助他们起头。

通过无声的口号来保持坚强

面对霸凌和其他逆境时保持坚强	所需物品：白板、记号笔、记事卡、铅笔、彩色铅笔或记号笔。
级别 2	持续时长：25~35 分钟。
应对霸凌	最佳人数：1~5 人。

◎引导活动

1. 讨论：霸凌者最爱进入别人的脑海，他们的言行就是要击垮你，夺走你的信心。

2. 介绍"无声的口号"的概念，即人们在心中重复默念的短语，以帮助自己重新调整思绪。

3. 让青少年舒适地坐下，并闭上眼睛。要求他们专注于自己的呼吸。每次呼气时，让他们在心里默念一个类似"我很平静"的口号。

4. 3~5 分钟后，让他们睁开眼睛，讨论各自的感受。

5. 向青少年解释，"无声的口号"可以是对抗霸凌的一种有效的内部防御。集思广益，在白板上写下可以用于对抗霸凌的不同无声的口号。

6. 让他们把自己无声的口号写在记事卡上，并按照自己的喜好去装饰这张卡片。建议他们将无声的口号卡放在口袋或钱包里随身携带。鼓励他们每天至少练习这个无声的口号 5 次。

◎讨论问题

▲做完练习后，你注意到哪些不同？

▲你是如何选择你的无声的口号的？

▲在心中默念无声的口号，能怎样帮助你抛开负面情绪，尤其是当你被欺负时？

◎专业建议

★鼓励青少年以"我是……"作为无声的口号的开头，想一想当下的自己，而不是理想化的自己。

★提供额外的无声的口号示例，例如"我很坚强"或"我很自信"。

★让他们记录自己每日练习无声的口号的次数。

超级我！

赞美和肯定自己的积极品质　　　　所需物品：纸、铅笔、彩色铅笔或记号笔。
级别 3　　　　　　　　　　　　持续时长：25~35 分钟。
防止霸凌　　　　　　　　　　　　最佳人数：1~6 人。

◎引导活动

1. 讨论：青少年倾向于依赖他人的反馈和评论来获得自我认可。请青少年举例说明自己在何时何地得到他人的反馈，例如从社交媒体。

2. 讨论寻求他人认可的好处和坏处。

3. 讨论如何意识到自己的积极品质并肯定它们，从而减少自己对他人认可的依赖。

4. 让他们以"我是……"开头，列举自己的积极品质。例如："我是一个很好的倾听者。"

5. 让他们创建个人的超级英雄化身，突出这些积极品质。

6. 让他们分享和解释他们的化身。

7. 讨论所提到的积极品质。

◎讨论问题

▲你最引以为豪的积极品质是什么？

▲描述他人的评论让你感觉不那么自信的一个情景。

▲依赖你自己的判断力，能怎样减少他人的意见和负面评论对你的影响。

◎专业建议

★如果青少年不喜欢超级英雄，可以让他们创造另一种类型的化身，例如，使用他们欣赏的文学或历史人物。

★鼓励他们为自己的化身想出有创意的名字和概念。

我的信心助推器

通过休闲活动让自己更快乐、更自信

级别 3

防止霸凌

所需物品：白板、记号笔、铅笔、纸、彩色铅笔或记号笔。

持续时长：20~30 分钟。

最佳人数：2~8 人。

◎引导活动

1. 讨论：参与愉快的休闲活动如何帮助我们更快乐、更自信？集思广益，列出可能会提高自信心的休闲活动。

2. 让青少年选择他们最喜欢的休闲活动，并为它们制作广告。

3. 告诉他们，广告中应该提及这些活动如何帮助提升自信心，以及活动带来的其他益处。

4. 让青少年有机会分享他们的作品。

5. 讨论关于休闲活动的所有见解，以及青少年怎样在日常生活中参与更多的活动。

◎讨论问题

▲你选择的活动怎样增强你的自信心？

▲你有兴趣尝试其他人提到的活动吗？为什么？

▲建立自信能怎样让你更好地应对霸凌？

◎专业建议

★如有必要，用一些时间讨论积极的休闲活动所带来的潜在益处。举个例子，比如打篮球，让大家集思广益，列出它带来的益处。

★解释：休闲活动通过不同的方式让人们受益。答案没有对错之分。

★考虑将这些广告挂起来，以提醒你做自己喜欢的事。

人多势众

构建支持网络，以防止霸凌
级别 3
防止霸凌

所需物品：软球或纸片。
持续时长：20~25 分钟。
最佳人数：4~9 人。

◎引导活动

1. 讨论：霸凌者如何喜欢孤立他们的攻击目标，让他们感觉更弱势？
2. 从青少年中选择两名志愿者，让两人分别扮演霸凌者和被霸凌者。
3. 让霸凌者向被霸凌者扔一个软球或一张揉成团的纸。讨论一对一的互动如何让霸凌者更容易以某些人为目标。
4. 让另一个青少年站在被霸凌者身边。让霸凌者再次向被霸凌者扔球，但这次让这个站在被霸凌者身边的青少年尝试打偏那个球。
5. 讨论：有人在身边怎样让霸凌者更难瞄准攻击目标？
6. 让其他人站在被霸凌者周围，当霸凌者再次投球时，其他人尝试将球打偏。
7. 向青少年解释，支持网络如何减少霸凌的影响，使一个人不太可能被欺负。谈一谈青少年如何建立这些支持网络来对抗霸凌。

◎讨论问题

▲描述霸凌者以你或你认识的人为攻击目标的某个时刻。
▲你为什么认为霸凌者试图孤立他们的目标？
▲当你觉得被欺负时，为什么应该寻求他人的帮助？

◎专业建议

★确保被投掷的物体柔软且不会造成任何破坏。
★考虑详细描述一个场景，让第一个青少年扮演霸凌者的言语和姿势，第二个则扮演被霸凌者的言语和姿势。
★鼓励青少年制定可行的步骤，以防止自己被霸凌者孤立。

在网络世界保持安全

防止网络霸凌，并在网络世界保持安全	所需物品：白板和记号笔。
级别 3	持续时长：20~30 分钟。
防止霸凌	最佳人数：2~8 人。

◎引导活动

1. 讨论：互联网及其技术如何为霸凌者提供伤害他人的新方式？

2. 谈一谈不同类型的网络霸凌，并在白板上写下具体的例子。

3. 引导青少年针对特定类型的网络霸凌提出解决方案。

4. 制订应对网络霸凌的行动计划，包括忽略负面评论，记录和保存证据，不与霸凌者互动，屏蔽他们以停止互动，将账户设为私人可见，并向网络管理员举报霸凌者。

5. 讨论青少年认为最有用的策略。

◎讨论问题

▲霸凌者滥用互联网的最普遍方式有哪些？

▲技术如何让霸凌者更容易瞄准攻击目标？

▲为什么知道如何在网络中保护自己很重要？

◎专业建议

★提供指导说明，指导青少年如何更改隐私设置、屏蔽用户和在流行的社交媒体账户上举报霸凌者。

★列举可以摆脱霸凌者的自信回应。例如："你可以随便叫我什么名字，但它不会让你变得更好，也不会让我变得更糟。"

★让青少年主持讨论，因为他们花在互联网上的时间可能更多。

制止霸凌者

指出霸凌者的行为，以保护他人

级别 3

防止霸凌

所需物品：白板和记号笔。

持续时长：25~35 分钟。

最佳人数：3~8 人。

◎引导活动

1. 让青少年举例说明，当他们目睹霸凌时，自己是如何回应的。

2. 重申：当看到别人被欺负时，你可能很难知道该如何反应。

3. 集思广益，将目睹霸凌时做出的反应写在白板上。

4. 选择 3 名志愿者，并分配以下角色：霸凌者、被霸凌者和目击者。

5. 给青少年一个常见的霸凌场景，包括目击者介入，大声指出霸凌行为，给他们几分钟时间准备角色扮演。

6. 让他们表演这个场景。在目击者指出霸凌行为后，暂停表演。

7. 选择另一名青少年扮演目击者。把角色扮演倒回到一个特定时刻，让新的目击者大声指出霸凌行为。

8. 讨论指出霸凌的不同方法。

◎讨论问题

▲描述当你目睹另一个人被欺负时的感受(在现实生活中或在角色扮演时)。

▲哪些目击者在指出霸凌方面最有效？为什么？

▲为被欺负的人挺身而出，是会让情况变好还是变坏呢？

◎专业建议

★当替换每个新的"目击者"时，考虑让青少年选择将角色扮演倒回到哪个时刻。

★为了在角色扮演时保持尊重，对霸凌者能说的话设置一定的限制。

第九章　创　伤

　　创伤是指应对令人深感不安的经历时的身心反应。创伤的症状可能最终会自行消失，也可能导致其他的长期症状，例如回忆重现（闪回）、不可预测的情绪或长时间的过度警觉。

　　使用活动来疗愈创伤，具有一定的挑战性。重要的一点是要提供一个安全的、支持性的环境，以保证青少年不会再次受到创伤。因此，在与经历过重大创伤的青少年接触之前，我们建议引导者先接受专门的培训。以下活动旨在帮助青少年应对创伤，同时尽量减少可能导致他们再次经历创伤的诱因和情景。

　　本章中的活动分为三个级别：

　　级别1，了解创伤：为青少年提供该主题的概述，从而帮助他们确定创伤的来源。

　　级别2，创伤如何影响我：帮助青少年理解创伤怎样影响他们的生活。

　　级别3，创伤修复：提供修复创伤和继续前进的适宜方法。

我经历过创伤吗?

了解创伤及其常见症状
级别 1
了解创伤

所需物品:白板和记号笔。
持续时长:15~20 分钟。
最佳人数:3~8 人。

◎引导活动

1. 鼓励青少年说出他们自己对"创伤"的定义。

2. 讨论创伤事件的类型,并让小组提供具体的例子,如虐待和自然灾害。将这些写在白板的一侧。

3. 谈论一些最常见的创伤症状,例如噩梦、回避和对活动失去兴趣。将症状写在白板的另一侧。

4. 描述一些不熟悉的症状,并要求小组提供具体的例子,将这些添加到白板上。

5. 讨论有助于处理创伤的方法,例如告诉可信赖的人、进行自我评估、加入支持小组,以及寻求帮助来处理和管理症状。

◎讨论问题

▲你对创伤有什么新的了解?

▲如果你认为自己正遭受创伤,那么今天你可以做哪件事来帮助自己应对?

▲为什么了解创伤所带来的影响很重要?

◎专业建议

★考虑提供关于创伤的基本资料。

★讨论创伤症状通常如何消失,尤其是在适当的自我照顾和支持下。

★一定要提醒青少年创伤不是他们的错。责备自己无助于他们应对。

分享我的故事

用日记分享创伤经历，开始修复创伤

级别1

了解创伤

所需物品：铅笔、纸和荧光笔。

持续时长：20~25分钟。

最佳人数：1人。

◎引导活动

1. 谈论和解释创伤性经历通常很难。写日记是整理与创伤相关的想法和情绪的好方法。

2. 使用以下提示问题来指导青少年记录他们所经历的创伤。向青少年保证，他们可以完全掌控他们分享的内容。每次提供3~5分钟的书写时间。

  ·我目前对自己所经历的创伤有什么看法？

  ·我对创伤有什么感觉？

  ·我如何才能摆脱这些感觉？

  ·我曾经的创伤是否阻碍了我的生活？

  ·我现在比创伤前更坚强吗？

  ·经历创伤后，我对自己有什么了解？

3. 当他们写完后，鼓励他们用荧光笔标记自己愿意分享的日记内容。

◎讨论问题

  ▲写下曾经经历的创伤对你有帮助吗？如果有，是如何帮到你的？

  ▲你在写日记时对创伤有什么样的见解？

  ▲你如何通过分享创伤来开启创伤修复的过程？

◎专业建议

  ★引导者最好有与遭遇创伤的人打交道的相关经验。

  ★记录创伤事件可能会让青少年非常情绪化，需要给予他们支持和鼓励。

  ★确认青少年的感受，并帮助他们确定下一步的进展。

创伤不是我的错

克服自责
级别 1
了解创伤

所需物品：白板和记号笔、小纸片、铅笔。
持续时长：15~25 分钟。
最佳人数：3~8 人。

◎引导活动

1. 讨论：那些在创伤中挣扎的人如何经常为他们所遭遇的痛苦而自责？例如，青少年可能认为他们成为犯罪的受害者是他们自己的错。

2. 让小组集思广益，讨论人们可能会因无法控制的事情而自责的其他情况，并在白板上列出来。

3. 让青少年花几分钟时间思考，他们是否因卷入创伤经历而自责，他们是怎样自责的？

4. 让他们在小纸片上写下他们目前或以前自责的一些方式。告诉他们，他们的答案将用作例子，将保持匿名。

5. 收集小纸片，并打乱顺序。

6. 大声读出每一张纸条上的内容并讨论。通过每个例子来帮助青少年克服自责。

◎讨论问题

▲你认为人们为什么会因为创伤经历而自责？

▲小组提供了哪些有用的见解？

▲意识到遭遇创伤并不是自己的过错，可以如何帮助你转变观点？

◎专业建议

★虽然我们想帮助青少年意识到创伤不是他们的错，但仍要允许他们表达自己的任何想法。

★考虑在活动开始时提供更多自责的例子。

★让青少年得出他们自己的结论和解决方案。

将消极情绪进行分类

探索与创伤相关的消极情绪
级别 1
了解创伤

所需物品：铅笔和纸。
持续时长：20~25 分钟。
最佳人数：1~6 人。

◎引导活动

1. 讨论：经历过创伤的人通常需要处理消极情绪。向青少年解释这是很常见的，但不一定是永久性的。

2. 讨论：标记和描述不同的情绪能让他们更好地看待情绪，并促进创伤修复的过程。

3. 请青少年分享他们与创伤相关的任何消极的想法或情绪。

4. 向青少年解释，许多感受可划分为 3 类：羞耻、内疚和愤怒。

5. 让青少年将一张纸分成 4 个部分，其中 3 个部分分别用于提到的 3 个类别(羞耻、内疚和愤怒)，另一部分用于其他(不确定)。

6. 请他们将与创伤相关的想法分别归入上述 4 个类别中。

7. 仅在他们感觉舒适的情况下进行讨论和分享。

◎讨论问题

▲将你的想法分类是否困难？为什么？

▲在仔细审视自己的想法和情绪后，你有何感受？

▲理解与创伤相关的典型想法和情绪如何有助于疗愈过程？

◎专业建议

★在青少年对想法和情绪进行分类时，鼓励他们遵循最初的直觉。如果他们遇到困难，可以将想法归入其他(不确定)类别。

★如果他们还没有准备好分享，让他们提供一个更笼统的例子。

★青少年可以将记录纸带回家，随着时间的推移，填写更多的想法和情感。

创伤闪回

了解闪回以及可能导致闪回的原因

级别 1

了解创伤

所需物品：铅笔、纸、彩色铅笔或记号笔。

持续时长：20~25 分钟。

最佳人数：1 人。

◎引导活动

1. 将"闪回"定义为对过去事件的突然且经常令人不安的回想。向青少年解释闪回是创伤的常见症状。

2. 向青少年介绍创伤后应激障碍（PTSD）以及为什么会发生闪回。

3. 让他们提供闪回的例子，可以是他们自己的，也可以是他们所目睹的。

4. 给他们一些时间来回顾自己的闪回，并回答他们所有相关的问题。

5. 让他们写、画或使用任何其他形式的创造性表达来描述他们所经历的闪回，包括任何可能触发闪回的预警征兆或事物。

6. 仅在青少年感到舒适时讨论和分享。

◎讨论问题

▲你多久经历一次这些闪回？

▲是否某些触发因素会导致闪回？

▲为什么理解闪回很重要？

◎专业建议

★本活动适用于曾经历过闪回的人。

★如果本活动成为青少年闪回的触发因素，应确保你知道如何帮助他们。

★在活动结束时，提供处理闪回的技巧。

我的创伤触发因素

识别创伤触发因素   所需物品：铅笔和纸。

级别 2   持续时长：20~25 分钟。

创伤如何影响我   最佳人数：1~4 人。

◎引导活动

1. 讨论：某些特定的人、情境和刺激是如何触发创伤症状的。解释常见的创伤症状，如回避、沮丧的记忆和情感麻木，会对创伤修复过程产生负面的影响。

2. 让青少年在一张纸的正中写下他们创伤的一些常见症状。

3. 围绕这些症状，让他们写出一些可能的触发因素。然后让他们圈出最强烈的触发因素或在它们旁边画一颗星。

4. 让他们分享他们的触发因素，并讨论哪些可以避免，哪些不能避免。

5. 讨论如何尽量减少无法避免的触发因素。

◎讨论问题

▲你最常见的创伤触发因素是什么？

▲当创伤被触发时，你最常出现的感觉或情绪是什么？

▲了解创伤的触发因素是如何促进你的创伤修复过程的？

◎专业建议

★提醒青少年，即使简单的事物，例如交通灯变黄或特殊的气味，都可能引发创伤症状。

★讨论：与治疗师合作，如何随着时间的流逝，减少触发因素的影响？

拿回我的闲暇时间

发现创伤是如何影响闲暇时间的
级别 2
创伤如何影响我

所需物品：铅笔和纸。
持续时长：20~25 分钟。
最佳人数：1~6 人。

◎引导活动

1. 讨论：与创伤作斗争如何使我们无法做自己喜欢的事情？

2. 让青少年在一张纸上列出他们最喜欢的休闲活动，包括他们过去喜欢做的事情。然后分享和讨论。

3. 让他们在创伤事件后仍然经常做的活动旁边打"√"，在创伤事件后放弃或避免的活动旁边打"×"。

4. 讨论哪些活动受创伤影响最大。

5. 让他们想出 3 个可行的步骤，使他们可以在下周重新开始其中的一些活动。

6. 讨论大家的见解。

◎讨论问题

▲你最怀念什么休闲活动？为什么？

▲你可以探索哪些新的休闲活动来帮助你专注于积极的想法？

▲为什么你认为在闲暇时间做出的选择会影响你的创伤修复过程？

◎专业建议

★确保青少年了解健康休闲活动的概念。

★有时，随着时间的推移，青少年会对以前的休闲活动失去兴趣。请他们确认，是创伤还是其他的原因导致他们对某项活动失去兴趣。

★如有必要，在下一次娱乐治疗中想办法来重温他们最喜欢的活动。

抓住你的创伤

探索创伤的影响　　　　　　　所需物品：大球和记号笔。

级别 2　　　　　　　　　　持续时长：15~25 分钟。

创伤如何影响我　　　　　　　最佳人数：4~8 人。

前期准备：在大球上写出一些与创伤造成的影响相关的问题。例如："创伤如何影响我的学业？"准备足够的问题，以便每个青少年至少有 1 个问题。

◎引导活动

1. 让大家围坐成一圈。解释规则：将球抛给他们后，接住球的青少年需要回答大球上最接近自己右手拇指的那个问题，然后将球抛给下一个人。

2. 将球抛给其中一名青少年。

3. 在接下来的活动中持续这个过程。

4. 讨论小组成员在活动中获得的想法和见解。

◎讨论问题

▲你从同伴的回答中学到什么？

▲你最害怕回答哪个问题？为什么？

▲与他人谈论你的创伤，如何能让创伤更易于管理。

◎专业建议

★为了让活动变得轻松一点，可以考虑在大球上添加一些与创伤不相关的问题，例如最喜欢的食物或音乐。

★为了跳过某个问题，让青少年将球扔给引导者，然后引导者再向他们提出另一个问题。

应对创伤

探索应对创伤的不同方式
级别 2
创伤如何影响我

所需物品：白板、记号笔、便利贴、铅笔和胶带。

持续时长：20~30 分钟。

最佳人数：3~6 人。

◎引导活动

1. 承认处理创伤的症状和影响是非常困难的事情。

2. 让青少年举例讨论积极和消极的应对行为。

3. 给每个青少年分发 3~5 个便利贴，并让他们在每张便利贴上写下一种应对行为。

4. 在他们写的时候时，将白板分成两部分：积极应对和消极应对。

5. 收集便利贴，并打乱顺序。

6. 大声读出每张便利贴的内容(注意保持匿名)。让小组成员确定该行为是代表积极的应对技巧还是消极的应对技巧。将便利贴贴在白板的对应位置。

7. 谈一谈用积极应对技巧取代消极应对技巧的方法。

8. 讨论小组的发现和进展。

◎讨论问题

▲小组成员最常见的应对行为有哪些？

▲你认为有些人选择消极的应对行为的原因是什么？

▲找到处理创伤症状的积极方法，如何有助于创伤的修复？

◎专业建议

★如果小组不熟悉应对技巧的概念，请先给出定义并进行讨论。

★评价应对行为时不要评判对应的人。

让我感到沮丧的想法

了解悲观的想法如何影响我们的生活

级别 2

创伤如何影响我

所需物品：一小组砝码或其他象征重量的物品。

持续时长：20~25 分钟。

最佳人数：3~8 人。

◎引导活动

1. 讨论：那些在创伤中挣扎的人有时会产生悲观的想法，这些想法如何让他们变得沮丧？

2. 将"悲观主义"定义为关注生活中消极方面的倾向，并举例讨论。

3. 解释悲观主义如何导致动力不足、抑郁和绝望，并可能影响身体健康。

4. 让一名青少年志愿者站在小组成员前面，将一小组砝码举过自己的头顶。引导青少年分享一个可能使自己感到沮丧的悲观想法。

5. 让青少年继续举着砝码，同时让其他人说出看待此情况的更积极的方式。

6. 让青少年放下砝码并深呼吸。询问该青少年觉得最有帮助的建议。

7. 邀请其他青少年志愿者重复这个过程。

◎讨论问题

▲谈一谈你在悲观想法中挣扎的经历。

▲小组成员的哪些建议最能引起你的共鸣？

▲学会处理悲观的想法能如何助力你的个人成长？

◎专业建议

★青少年可以简单地写下悲观的想法，并将其举过头顶，而不是使用砝码。

★一定要感谢青少年志愿者，肯定他们的勇敢以及愿意接受小组反馈的行为。

在困难的时刻保持呼吸

在面对消极情绪时感到踏实
级别 3
创伤修复

所需物品：无需材料。
持续时长：15~20 分钟。
最佳人数：1~4 人。

◎引导活动

1. 讨论：当我们被消极情绪淹没时，呼吸训练能提供什么样的帮助？
2. 让青少年舒适地坐着，双脚平放在地板上，或者站直。引导他们完成以下的活动：

- 深呼吸几次，然后闭上眼睛。
- 想象根须从你的脚底伸出，穿过地面，直到地球的中心。
- 想象你头顶上有一盏明亮的灯。
- 当你吸气时，想象一束光从你的头顶射进来，然后慢慢地沿着你的身体向下移动。
- 呼气，感受你的负面情绪通过你的脚、地面，下沉到地球的中心。
- 继续以这种方式吸气和呼气几分钟。
- 现在想象你的身体充满了这种净化之光，提升着你的情绪和能量。
- 花点时间感受一下这种光在你的身体中循环。
- 现在深呼吸几次，然后慢慢回到现实中来。

◎讨论问题

▲描述这项活动可能适用的情景。
▲当面临消极情绪时，你认为这项"扎根"活动如何提供帮助？

◎专业建议

★确保房间里的干扰降到最小。
★在活动每一步骤之间提供有意义的停顿。
★提醒青少年，他们走神了没关系；他们只需在意识到这一点时重新投入活动中即可。

161

五感练习

被情绪压迫时仍然感到踏实
级别 3
创伤修复

所需物品：无需材料。
持续时长：15~20 分钟。
最佳人数：1~6 人。

◎引导活动

1. 讨论青少年被消极情绪压垮时的感受。

2. 向青少年解释，即便是简单的活动，有时候也能帮助我们"重置"思维，让我们感觉更踏实。

3. 指导青少年进行以下练习：

 · 举起 5 根手指，说出（大声或自言自语）你看到的 5 件事。

 · 现在举起 4 根手指，说出你触摸的 4 件东西。

 · 举起 3 根手指，说出你听到的 3 件事。

 · 举起 2 根手指，说出你闻到的 2 种气味。

 · 举起 1 根手指，说出你喜欢的 1 种东西。

 · 现在深呼吸几次。

4. 重复练习，帮助他们记住练习步骤。

◎讨论问题

▲你参加这项活动前的感受如何？参加之后的感觉如何？

▲说出你认为此活动有帮助的一个具体情境。

▲当你遇到消极情绪时，学会这样保持踏实的感觉如何能帮助到你？

◎专业建议

★这个练习与实践结合效果会更好。让青少年保持练习，以便在他们真正需要时发挥更大的作用。

★这也是一个很好的简短练习，可以包含在其他课程中，尤其是在青少年变得焦虑或不守纪律的情况下。

★如果时间允许，请青少年创作此练习的插画，作为使用此技巧的视觉提醒。

162

建立我的支持系统

制订在困难时期寻求帮助的详细计划 **级别 3**

创伤修复

所需物品：铅笔和纸。

持续时长：20~25 分钟。

最佳人数：1~5 人。

◎引导活动

1. 讨论：拥有自己的支持系统，对于在创伤中挣扎的青少年来说是非常重要的。创伤的感觉和症状可能会让人不知所措，因此，拥有随时可获取帮助的途径很重要。

2. 让青少年列出他们在糟糕的一天中可以寻求帮助的 5 个人或资源。

3. 在每个人或资源旁边，让青少年写下选择他们的原因以及他们可以提供怎样的帮助。

4. 然后，让青少年写下清晰的陈述，说明自己何时会联系相应的人或资源。例如，"当我想伤害自己时，我可以打电话给……"

5. 讨论拥有盟友和强大支持系统的重要性。

◎讨论问题

▲列出 5 个值得信赖的人和资源是否困难？为什么？

▲描述一个你觉得真的需要向某人求助的时刻。

▲支持系统可以通过哪些方式帮助你从创伤中修复？

◎专业建议

★考虑向青少年提供易于获取的本地资源和电话号码列表。

★如果时间充裕，让青少年识别他们生活中可能使糟糕的日子变得更糟的消极人物和地点。

★引导青少年，使他们的表述清晰且可操作，就像制定一套对自己的指令一样。

回顾我的创伤

重塑创伤以转变视角	所需物品：铅笔和纸。
级别 3	持续时长：20～30 分钟。
创伤修复	最佳人数：1～4 人。

◎引导活动

1. 讨论：重新审视我们看待创伤的方式，可以成为创伤修复过程中的重要一步。例如，遭受严重事故的人可能会更加欣赏生活中更简单的乐趣。

2. 给青少年几分钟的时间，让他们写下自己因创伤而产生的一些学习体验和人生教训。

3. 允许他们分享这些体验和教训。

4. 鼓励他们认识到：从创伤中生存下来并勇敢地修复自己，已经使他们变得更强大了。

5. 给青少年时间，按照这样的提示来记录自己的想法："因为我所经历的，我变得更坚强。"

6. 让他们在感觉舒适的情况下分享他们记录的内容。

◎讨论问题

▲你觉得创伤带给你哪些重要的经验教训？

▲重构你的体验如何帮助你开启创伤修复的过程？

▲在困难的日子里，回顾你在此活动中所写的内容给你带来怎样的帮助？

◎专业建议

★此活动最适合一对一的环节，或应用在已有良好关系的小组中。

★写下这些经历会带来消极情绪。在他们写完日记之后，一定要提供情感支持，并考虑使用本章的一些练习。

★祝贺青少年迈出了开启创伤修复的第一步。

疗愈的肖像

创形戏功从创伤中疗愈
级别 3
创伤修复

所需物品：铅笔、纸、彩色铅笔、记号笔、旧杂志、从互联网打印的图像或任何其他可用的美术用品。

持续时长：30~40分钟。

最佳人数：1~5 人。

◎引导活动

1. 认可青少年在他们的生活中已经经历了很多事情。

2. 讨论：他们希望从今天起看到哪些变化？他们想体验什么活动，想克服什么感受，想培养什么新的个人习惯？

3. 让青少年描绘他们期望的疗愈后的形象。它可以是具体的或抽象的，使用文字、图画、杂志中的图像——由他们任意选择。这只是一个创造性地专注于疗愈的时刻。

4. 让他们展示自己的作品，并讨论他们的疗愈目标。

◎讨论问题

▲你最喜欢你的作品的哪一点？

▲你在创作肖像时有什么想法或情绪？

▲你今天可以开始做什么来让你的肖像画成为现实？

◎专业建议

★提供尽可能多种多样的美术用品来吸引青少年。

★如果青少年正在努力完成肖像，请给他们提供积极的反馈或想法。

★向他们保证，完成这项活动没有对错之分。

第十章 哀 伤

　　哀伤是我们应对突然失去亲友或生活中其他重大变化时产生的自然反应。尤其是对于那些难以表达自己想法和情感的青少年而言，哀伤让他们难以承受。

　　每个人的哀伤过程各有不同。专家明确了在此过程中可能发生的重要事件，但无法描述确切的时间表或哀伤的发展过程。每个人都以不同的方式经历哀伤。本章中的活动让青少年有机会表达他们的丧失感，并学习如何继续面对新的现实。

　　本章中的活动分为三个级别：

　　级别1，了解哀伤：让青少年有机会深入地审视他们所失去的，以及这如何影响他们。

　　级别2，管理哀伤：提供了帮助青少年处理哀伤的实用方法。

　　级别3，渡过哀伤：帮助青少年迈出走出哀伤的第一步。

用我自己的话表达哀伤

寻找个人对哀伤的定义　　　所需物品：铅笔和纸。

级别 1　　　　　　　　　持续时长：15~20 分钟。

了解哀伤　　　　　　　　　最佳人数：1~6 人。

◎引导活动

1. 认可青少年可能在经历某种形式的哀伤。询问他们对哀伤过程的了解程度。

2. 将"哀伤"定义为通常伴随着突然的重大丧失而感受到的痛苦或悲伤。

3. 允许青少年根据自身的经历提供自己对哀伤的定义。

4. 简要地讨论哀伤的 7 个阶段：震惊或怀疑、否认、协商、内疚、愤怒、沮丧和接受/希望。

5. 让青少年写下哀伤的每个阶段对他们的意义。

6. 让愿意分享的青少年在小组中分享他们的例子。

◎讨论问题

▲关于哀伤，你从这个活动中学到了什么？

▲哀伤的 7 个阶段中，有没有哪些阶段是你觉得难以描述的？

▲理解哀伤及其过程怎样帮助你应对目前的感受？

◎专业建议

★如果青少年对定义哀伤有困难，可以让他们用几个词语来描述他们正在经历的事情。

★提醒他们，哀伤的过程不一定是依次发生的；每个人会以不同的方式体验哀伤的各个阶段。

★如果时间允许，让青少年选择他们最喜欢的哀伤定义，并将其写在白板上。

哀伤是什么感觉?

拓展情感相关的词汇来描述
哀伤时的感受

级别 1

了解哀伤

前期准备：创建一个与哀伤相关的情绪列表，并为每个参与者复印一份。

所需物品：铅笔、与哀伤相关的
情绪列表。

持续时长：15~20 分钟。

最佳人数：1~5 人。

◎引导活动

1. 认可与哀伤相关的情绪很复杂，有时也很难解释。
2. 讨论：深入了解不同的情绪怎样帮助青少年面对哀伤。
3. 请青少年描述他们难以表达自己失去亲友的感受的某个时刻。
4. 向他们提供情绪列表。
5. 让他们定义情绪列表上的每种情绪，或通过举例阐释其含义。
6. 给他们几分钟的时间，圈出自己在哀伤中经历过的所有情绪。
7. 提供分享和讨论的时间。

◎讨论问题

▲什么情绪与你的哀伤最相关?

▲这项活动是否帮助你表达了你的感受? 是如何帮助的?

▲识别你的情绪可以怎样帮助你更好地理解哀伤?

◎专业建议

★在互联网上很容易找到情绪列表。

★在提供情绪列表之前，考虑让青少年集思广益，列出与哀伤相关的情绪。

★安抚青少年，每个人对哀伤的体验都不一样，没有正确或错误的答案。

幸存者内疚

识别和理解与幸存者内疚
相关的想法和感受

级别 1

了解哀伤

所需物品：铅笔、纸、彩色铅笔或
记号笔。

持续时长：20~25 分钟。

最佳人数：1~3 人。

◎引导活动

1. 定义"幸存者内疚"：人们由于自己在创伤或灾难性事件中幸存下来，其他人却离世了，进而产生强烈的情绪或感受，认为这是不公平的。

2. 讨论幸存者内疚的一些常见症状。

3. 指导青少年创作一个自身与幸存者内疚作斗争的画像。告知他们可以选择任何方式来描绘。

4. 让他们在画像的周围创作一些思想泡泡，在这些泡泡中填上与自己的幸存者内疚相关的想法。

5. 让他们分享一些想法并讨论。

◎讨论问题

▲关于幸存者内疚，你学到了什么？

▲你认为幸存者为什么在创伤性事件后会感到内疚？

▲了解幸存者内疚能怎样帮助你渡过哀伤？

◎专业建议

★并非每个经历哀伤的人都会经历幸存者内疚。确保这项活动适合你所接触的青少年。

★这项活动最好一对一地开展，或者限于一小组经历过相似情境的青少年。

★鼓励青少年分享，但尊重他们是否分享的决定。

笑也无妨

用笑声来应对哀伤的消极情绪

级别 1

了解哀伤

所需物品：铅笔和纸、互联网（如果可能）。

持续时长：25~35 分钟。

最佳人数：3~6 人。

◎引导活动

1. 询问：当青少年仍处于哀伤中时，他们是否会因为大笑或玩乐而感到内疚？

2. 向青少年解释，笑也无妨，它有助于推动身心修复的进程。

3. 要澄清的是，笑不是不尊重的表现，也不是忽视亲友离世带来的影响；相反，这是一个拥抱当下的机会，在你缅怀亲友的同时，开始新的生活。

4. 让他们想出 10 件会让他们笑的事情，例如笑话、网络视频或回忆。

5. 让他们讨论各自的答案，并分享是什么让他们发笑。

6. 为了鼓励大家开怀大笑，可以播放一些有趣的视频。

7. 讨论：为什么在困难时期笑声很重要？

◎讨论问题

▲说出小组成员提到的最有趣的一件事。

▲今天你笑起来是什么感觉？

▲为什么笑有助于缓解悲伤？

◎专业建议

★适当的时候，让青少年聊一些与他们失去的亲友有关的让人发笑的事情。

★让大家自由讨论，因为青少年可能会想出更多让他们发笑的事情。

★在活动中使用媒体素材，是让青少年一起开怀大笑的好方法。

172

经历重大丧失前后

识别重大丧失前后的感受　　　　　所需物品：铅笔、纸、白板和记号笔。
级别 1　　　　　　　　　　　　　持续时长：20~25 分钟。
了解哀伤　　　　　　　　　　　　　最佳人数：1~4 人。

◎引导活动

　　1. 讨论：像亲友离世这样的创伤性事件如何改变一个人的心态和世界观？

　　2. 指导青少年在一张纸的中间画一条线。

　　3. 让他们用几分钟时间，安静地回忆自己在亲友离世前的感受和想法，写在纸的左侧。

　　4. 让他们用几分钟时间，安静地回忆自己在亲友离世后的感受和想法，写在纸的右侧。

　　5. 让他们分享(如果舒服的话)并讨论创伤性事件如何改变他们的心态。例如，对未来感到不安或害怕经历类似的命运。

◎讨论问题

　　▲亲友离世后，你心态上最大的变化是什么？

　　▲你希望自己能找回哪些想法和感受？为什么？

　　▲认清自己在亲友离世后的想法和感受，怎样帮助你缓解哀伤？

◎专业提示

　　▲这项活动最好一对一地开展，或者限于一组经历过相似情境的青少年。

　　▲正视自己的想法和感受，而不是试图改变它们。这是一项探索性的活动。

　　▲此活动可能会引发青少年产生强烈的情绪，确保引导者已接受过相关的培训来支持他们。

通过创作应对哀伤

通过创作让自己专注于
积极的想法和情绪

级别 2

管理哀伤

所需物品：纸、铅笔、记号笔、颜料、彩色
铅笔、剪刀、胶水和旧杂志。

持续时长：20~30 分钟。

最佳人数：1~6 人。

◎引导活动

1. 讨论：参与休闲活动可以怎样帮助你将注意力从与哀伤相关的强烈
负面情绪中转移？

2. 提供可用的美术用品。给青少年时间创作。只要让青少年沉浸在活
动中即可，不一定要有主题。

3. 让他们分享并讨论自己的作品。

4. 讨论他们在完成艺术作品时的感受或想法。

◎讨论问题

▲你在创作过程中是否有负面情绪？继续创作怎样帮助你重新集中注
意力？

▲你最喜欢这项活动的哪一点？

▲如何在困难时期找到与你产生共鸣的活动来帮助你转移注意力？

◎专业建议

★引入"心流"的概念，即当一项活动变得如此吸引人，以致他们在完
成时忘记了时间和自我。讨论：让他们处于心流状态的活动，如何帮助他
们改变心情。

★鼓励青少年在不做任何预期的情况下进行创作。他们的艺术作品不
必与哀伤有关。

★提供各种美术用品，让青少年能够找到与他们产生共鸣的创作
素材。

在失去后保持健康

通过适度运动来改善自己的心情，在与哀伤作斗争的同时保持健康

级别2

管理哀伤

所需物品：开阔的场地、音乐播放器、白板和记号笔。

持续时长：15~25分钟。

最佳人数：3~8人。

◎引导活动

1. 讨论：与哀伤相关的情绪如何让一个人感到注意力不集中、没有动力或沮丧？

2. 体育锻炼有助于恢复精力和注意力，并让人们的整体感觉更好。

3. 收集小组成员最喜欢的一些体育活动，把它们写在白板上。

4. 如有必要，在列表中再添加一些简单的体育活动。

5. 让青少年用这些体育活动来制作一个8~10分钟的日常锻炼安排。

6. 播放音乐，并引导他们完成日常锻炼。

7. 讨论：运动如何帮助他们改变情绪和心态？

◎讨论问题

▲完成锻炼后，你感觉如何？

▲你每周进行多少体育活动？

▲将锻炼融入你的日常生活，可以怎样帮助你改善心情，并提升应对消极情绪的能力？

◎专业建议

★确保日常锻炼适用于小组中的每个人。

★如果可以的话，请他们穿着轻便的衣服来参加本次活动。

★青少年在制订日常锻炼计划中参与得越多，他们完成锻炼的可能性就越大。

自我照顾日程表

探索不同的自我照顾方式来
管理哀伤
级别 2
管理哀伤

所需物品：白板、记号笔、铅笔和纸。
持续时长：20~30 分钟。
最佳人数：1~6 人。

◎引导活动

1. 将"自我照顾"定义为：人们为照顾自己的心理、情感和身体健康而进行的活动，并举例说明。

2. 讨论：在渡过困难时期时，自我照顾扮演着重要的角色。

3. 在白板上写出以下类别：体育运动、舒缓或放松的活动、休息、创造性表达、健康饮食和正念冥想。

4. 头脑风暴：让青少年思考每个类别下具体的自我照顾活动。

5. 让他们在一张纸上制订每周的自我照顾日程，每天指定特定的时间进行活动。鼓励他们每天至少花 15 分钟进行自我照顾。

6. 分享和讨论他们的日程表。

◎讨论问题

▲你最喜欢的自我照顾活动有哪些？

▲你今天发现了哪些新的自我照顾活动？

▲在特定日期和时间安排自我照顾活动，怎样帮助你按计划进行活动？

◎专业建议

★考虑提供一些自我照顾的例子，让青少年确定它所属的类别。

★如果他们在列举自我照顾活动时遇到困难，为他们提供一份自我照顾清单。

★让青少年在日程表上写下他们在指定的自我照顾时间前后通常会做什么。

176

你不是一个人

确定可以帮助你渡过哀伤的人 　　所需物品：铅笔和纸。

级别 2 　　　　　　　　　　　　持续时长：20~25 分钟。

管理哀伤 　　　　　　　　　　　最佳人数：2~6 人。

◎引导活动

1. 讨论：在渡过哀伤时获得支持的重要性。

2. 让青少年举几个例子，哪些人组成了他们的支持网络？为什么选择这些人？

3. 让他们在一张纸上列出至少 5 个可以寻求帮助的人。

4. 让他们在每个人旁边写下这些人给予了哪些支持。例如："当我情绪低落时，我姐姐总是花时间倾听。"

5. 然后，让他们写下每个人通常有空的具体日期和时间。

6. 让青少年讨论这个时间表。

7. 指导青少年在处理哀伤有困难时使用这张支持资源清单。

◎讨论问题

▲你选择清单中这些人的主要原因是什么？

▲你在需要支持时，与这些人联系的可能性有多大？

▲你是否有无法获得支持的日期或时间？你如何填补这一缺失？

◎专业建议

★如有必要，向青少年提供当朋友和家人不在时可以联系的资源列表。

★为了让青少年对他们的支持网络有更多想法，探讨其他人可以通过哪些不同的方式帮助他们渡过哀伤。

★如果时间允许，让青少年创建以周为单位的日历并标记出自己可以获得支持的时间。

走出哀伤需要时间

在走出哀伤的过程中识别挑战并庆祝成功　　　　所需物品：铅笔和纸。
级别 2　　　　　　　　　　　　　　　　　　持续时长：20~25 分钟。
管理哀伤　　　　　　　　　　　　　　　　　　最佳人数：1~6 人。

◎引导活动

1. 说明走出哀伤需要时间。每个人经历这个过程的方式都不同，没有确切的时间表。
2. 让青少年讨论他们对哀伤过程的看法。
3. 让每个青少年将一张纸分成两半，在一侧写进步，在另一侧写挑战。
4. 让他们在"进步"这一栏，写下他们在丧失发生后取得的进步。
5. 让他们在"挑战"这一栏，写下他们在丧失发生后所经历的困难。
6. 让他们分享自己的进步和挑战。
7. 鼓励青少年庆祝丧失后取得的成功，并把它作为帮助应对挑战的动力。

◎讨论问题

▲到目前为止，你在哀伤过程中战胜的最大困难是什么？
▲你最害怕面对什么挑战？为什么？
▲进步和成功如何帮助你减轻因哀伤产生的负担？

◎专业建议

★提醒青少年，成功没有大小之分。每一个小步骤都会推动他们疗愈的进程。
★如有必要，在青少年写进步和挑战时给予提示，尤其是在进步栏。例如："自从你失去亲友后，你是如何调整的?"
★如果时间充裕，让他们集思广益，分享应对挑战的方法。

我的哀伤日记

学习怎样通过日记来帮助你
渡过哀伤

级别 3
渡过哀伤

所需物品：小笔记本、铅笔、白板和
　　　　　记号笔。

持续时长：25~30 分钟。

最佳人数：1~4 人。

◎引导活动

1. 询问青少年最喜欢的表达情绪的方式，包括消极的和积极的。

2. 将日记作为化解哀伤的一种方法。

3. 给每个青少年一个小笔记本，作为他们的日记本。

4. 集思广益，提出一些可以作为好起点的日记主题，例如"我的每日签到"和"如何让美好的回忆保持鲜活"，把它们写在白板上。

5. 向青少年解释，写日记是个人借此写下自己需要表达的所有想法或感受的机会，这无需与任何人分享。

6. 为他们的第一次日记活动留出 10~15 分钟的时间。他们可以选择白板上的主题或者自拟其他主题。

7. 让青少年谈一谈通过写日记表达自身想法和情感的感觉。

◎讨论问题

▲把你的一些想法和感受写在纸上，你感觉如何？

▲你还想写哪些日记主题？

▲你以后打算怎样用这个日记本？

◎专业建议

★考虑在活动开始前花几分钟讨论写日记的好处。

★提醒青少年记日记没有对错之分。

★允许用不同的方式记录日志，例如涂鸦、列清单或创作一首诗。

回忆盒子

制作一个回忆盒子，以纪念
失去的亲友
级别3
渡过哀伤

所需物品：旧鞋盒或类似尺寸的盒子、任
何可用的美术用品、有关克服
哀伤的名言。

持续时长：25~35分钟。

最佳人数：1~5人。

◎引导活动

1. 讨论：纪念失去的亲友的重要性，并集思广益，让青少年列出可采
取的纪念方式。

2. 向他们介绍"回忆盒子"的概念：一个装饰过的盒子，他们可以在
盒子里存放他们对失去的亲友的回忆，包含照片、信件、小礼物或纪念
品、说过的话或任何其他有助于保留回忆的东西。

3. 给青少年10~15分钟，让他们用喜欢的方式装饰自己的回忆盒子。

4. 然后，让他们展示回忆盒子，并讨论他们选择的装饰品。

5. 询问他们想要放入回忆盒子的具体物品。

◎讨论问题

▲是什么让你选择以这种方式装饰你的回忆盒子？

▲说出你打算放入回忆盒子的3件物品。

▲保留一个回忆盒子，怎样纪念你的亲友并帮助你管理哀伤？

◎专业建议

★鞋盒或稍大一点的盒子往往效果更好。

★提供尽可能多的美术用品，让青少年有不同的创作选择。

★此活动最适合那些已经通过之前的一些活动和其他咨询服务来应对
哀伤的青少年。

与同伴交谈

权衡与同伴讨论哀伤的利弊
级别 3
渡过哀伤

所需物品：白板和记号笔。
持续时长：20~30 分钟。
最佳人数：2~6 人。

前期准备：准备一份清单，列出青少年可以与之谈论哀伤的当地资源和同伴小组。为所有参与者复印一份清单。

◎引导活动

1. 向青少年解释，在哀伤过程中往往需要向他人寻求支持和帮助。让青少年说出他们愿意与之谈论哀伤的人的名字。

2. 讨论：与同伴讨论自己的哀伤会是什么感觉？

3. 认可同伴可以给予极大的支持，但也要指出，有些人可能没有经历过同样的哀伤。

4. 让他们集思广益，在白板上写下与同伴讨论哀伤的利与弊。

5. 讨论：寻求专业帮助以及同伴的支持可能是渡过哀伤的最佳方式。

6. 提供本地资源和同伴小组的列表。

◎讨论问题

▲在你哀伤时，你的同伴通过哪些方式支持你？

▲描述你觉得需要的不仅仅是同伴支持的某个时刻。

▲与值得信赖的同伴和专业人士进行交谈，怎样帮助你渡过哀伤？

◎专业建议

★如果时间充裕，让青少年进行角色扮演，有时同伴给予了良好的支持，而有时同伴则让人感觉更糟糕。

★鼓励青少年列出他们认为最支持自己的 3 位朋友。

写一封信

在解决哀伤根源的同时表达感受　　　所需物品：铅笔、纸和信封。
级别 3　　　　　　　　　　　　　　持续时长：20~30 分钟。
渡过哀伤　　　　　　　　　　　　　　最佳人数：1~4 人。

◎引导活动

1. 讨论：失去亲友往往会导致强烈且难以表达的情绪。

2. 让青少年讨论他们所面临的一些困难时刻。

3. 让他们写一封信，帮助他们将一些最困难的情绪用文字表达出来。可以写给失去的亲友、上帝、某种更强大的力量，甚至他们自己。

4. 给青少年 10~15 分钟的时间来写这封信。向他们保证，他们只有在感到舒服时才需要分享。

5. 完成后，询问他们是否愿意分享信件的任何部分。提醒他们完全可以选择将信件保密。

6. 让他们把信密封在信封里，保存在他们想放的地方。

7. 讨论：他们写下自己感受时，是什么样的感觉?

◎讨论问题

▲你在写这封信时有什么感受?

▲写这封信让你感觉好些还是更糟糕了? 为什么?

▲写信怎样帮助你从丧失的经历中走出来?

◎专业建议

★写这封信可能是一种情感体验。必要时提供支持。

★向青少年保证，当下他们写的任何东西或在写作时有任何的感受，都没有问题。这是他们消除累积情绪的机会。

★考虑以一个简短的具有象征性的活动来结束这个练习，让他们想象将信件交给他们心中的收件人。告诉他们这是一个可以放下自己所写的消极情绪的时刻。

放　手

放下与哀伤有关的严重影响健康的想法和感受

级别 3

渡过哀伤

所需物品：无需物品。

持续时长：20~25 分钟。

最佳人数：1~4 人。

◎引导活动

1. 讨论：失去所爱的人如何让某些想法和情绪难以释怀？

2. 向青少年解释，"放手"并不意味着忘记这个人或贬低他们在自己生活中的作用。这只是哀伤过程的一部分。

3. 让青少年舒适地坐着，引导他们完成以下想象：

· 想象你拿着一个大气球。

· 现在想象一下用感觉、情绪、遗憾或不好的回忆来填充它。

· 看着它慢慢扩展。

· 仔细看看它，然后对气球说："我现在可以放手了。"

· 想象放开气球。看着它慢慢飘向天空，直到消失。

· 对自己说："我现在放手了。"感觉自己变得更轻松，负担更轻，更能面对这一天。

· 每当你再次为这些感觉挣扎时，花点时间想想那个消失在天空中的气球。对自己说："我已经放手了。"

· 深呼吸几次，感觉自己回到现实中来。

4. 让青少年有机会讨论他们在这项活动中的感受。

◎讨论问题

▲你在这个想象的过程中和想象之后的感受如何？

▲你认为可以放开自己填充在气球里的想法和情绪吗？为什么？

▲象征性地放手，如何成为释放痛苦思想和情绪的第一步？

◎专业建议

★此活动最适合那些已完成了前期管理哀伤活动的青少年。

★当青少年情绪激动时，可以想象着气球逐渐消失，来帮助他们重新集中注意力。

★引导者可以用其他比喻来替代气球，比如把思想附着在一块沉重的石头上，然后把它扔进海里。

资　源

以下是引导者可以使用和探索的一些资源，以了解有关青少年心理健康问题的更多信息，并为您的活动计划提供灵感。

◎网页

美国心理学会（APA. org）：提供了一个信息页，以帮助教师和其他专业人士了解如何与应对创伤的儿童和青少年合作。

在心流中成长（GrowThroughFlow. com）：是由专业人士撰写的一个出色博客，包含许多好的有关自我照顾和关爱他人的心理健康技巧和建议。

HEARD 联盟（HEARDAlliance. org）：是专业人士和家庭获取和使用资源的地方，这些资源可以促进青少年和年轻人的幸福感、预防自杀，以及治疗抑郁症和其他相关疾病。

MentalHealth. gov：是父母和专业人士获得有关心理健康问题的教育和指导的绝佳起点。

我的休闲治疗师（MyRecreationTherapist. com）：帮助将休闲治疗师与治疗对象联系起来。

全国儿童创伤压力网络（NCTSN. org）：这个网页包含一些实况报道和建议，以帮助青少年从创伤事件中恢复过来。

娱乐治疗想法（RecTherapyIdeas. blogspot. com）：是一个比较老的博客，包含许多用于开发治疗小组的相关想法。

娱乐治疗——聪明的猫头鹰（Sites. Temple. edu/rtwiseowls）：是一个免费的数据库和信息资源中心，由天普大学的休闲治疗（RT）项目开发。

社会工作者工具箱（SocialWorkersToolbox. com）：提供涵盖各种主题的免费的社会工作工具和资源。

StopBullying. gov：是一个由美国政府创建的网站，旨在解决、预防和阻止任何形式的欺凌行为。

治疗性娱乐目录（RecreationTherapy. com）：为休闲治疗师提供各种资源和活动创意。

治疗师助手（TherapistAid. com）：为心理健康专业人士提供了多种资源、工作表和互动体验。

◎组织机构

美国治疗性娱乐学会（ATRA-Online. com）：是唯一代表并满足娱乐治疗师需求的全国会员组织。

美国治疗性娱乐认证委员会（NCTRC. org）：是治疗性娱乐行业认证组织的网站。

◎书

萨加莫尔出版公司（SagamorePub. com）：提供有关休闲教育、娱乐治疗、户外娱乐和其他相关主题的教育材料。

◎继续教育

当代娱乐治疗（RecTherapyToday. com）：提供自学的继续教育（CEU）项目、课程、研讨会和网络研讨会，以通过美国治疗性娱乐认证委员会更新认证和/或更新州的娱乐治疗执照。

SMART 继续教育中心（SmartCEUsHub. com）：是针对娱乐治疗师的继续教育资源，包括无限制的年度订阅和个人课程。